讓身心回歸平衡的

姿勢與呼吸調整法

心身統一合氣道會會長
藤平信一 著

楓葉社

前言

本書的主題是「生活合氣道」。

聽到這句話時，大家是否有「合氣道是什麼？」、「合氣道和日常生活有什麼關係？」的疑問？

其實合氣道與日常生活關係匪淺。

二〇二一年四月，NHK的晨間節目《朝一》曾製作一集「生活合氣道」特集。當時正值新冠肺炎疫情肆虐，愈來愈多人被迫在家遠距辦公。

礙於日本居家空間的設計，多數人必須在極為受限的環境中辦公，不僅工作的人備感壓力，家裡宛如辦公室的氣氛也同樣對朝夕相處的家人形成一股壓力。

不少原本和睦相處的家庭因為生活瑣事加工作的種種焦躁不安，導致彼此處處針鋒相對、互看不順眼。

節目中的來賓尚子女士（當時四十七歲）就是深受其害的苦主之一。她的家庭為一家四口，成員有丈夫信隆先生、正值大學的女兒和身為高中生的兒子。

在家辦公的信隆先生必須參與公司的重要線上會議時，全家人只能屏住氣息，盡量不發出任何聲音。信隆先生有時甚至得在陽台上與客戶通電話。

另一方面，尚子女士因為家人在家遠距上班和上課，每天為了準備家人的三餐疲於奔命，在備受壓抑的環境下，焦慮情緒不斷升溫。不知不覺中，雖然同住一個屋簷下，信隆先生和家人卻各自在不同時間用餐。

情況發展至此，已經成為惡性循環。

能夠改善環境條件當然最好不過，但並非每個家庭都做得到。因此我面臨的最大課題，即是如何讓他們在自己能力所及的範圍內，努力減輕焦躁與疲勞。

我是武術「身心統一合氣道」的繼承人。身心統一合氣道又稱為「生活合氣道」，宗旨在於透過每天演練，將所知所學活用於日常生活中。全世界二十四個國家中，約三萬多人跨越語言、文化、宗教的隔閡，致力於學習身心統一合氣道。

本次經由節目特集，讓尚子女士、信隆先生和他們的女兒體驗身心統一合氣道，結果一個星期後發生了驚人的改變。

尚子女士不僅做家事時變輕鬆、不再因為受到周遭刺激而容易焦躁不安，一家人也再次找回原有的和諧與和睦。沒有任何事前設計與腳本，自始至終都是真實的改變，因此節目播出後，獲得相當大的迴響。

為什麼尚子女士做起家事變輕鬆呢？為什麼不再感到焦躁不安？家人之間的關係又是如何修復？那些在時間有限的節目中來不及一一傳達的內容，我希望藉由這本書表達得更加清楚。

現在讓我們來一探究竟，「生活合氣道」究竟是什麼？

另外，書中提到「生活合氣道」或「合氣道的身體使用方式」時，指的都是「身心統一合氣道」。

二〇二二年三月

身心統一合氣道會 會長　藤平信一

contents

Part 1

藉由姿勢調整身體

Part 2

每天輕鬆自在的「身體使用要領」

Part 3

藉由呼吸調節心靈

Part 4

每天輕快舒適的「心靈使用要領」

Part 5

生活中的合氣道實踐訣竅

Part 6

生活合氣道帶來的影響

COLUMN

本書使用方式

Part 1 藉由姿勢調整身體

了解合氣道的身體使用方法，
打造容易活動的身體地基。

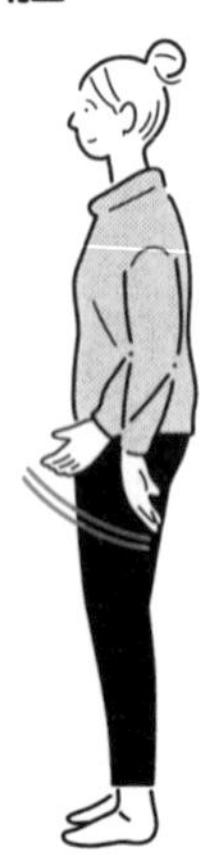

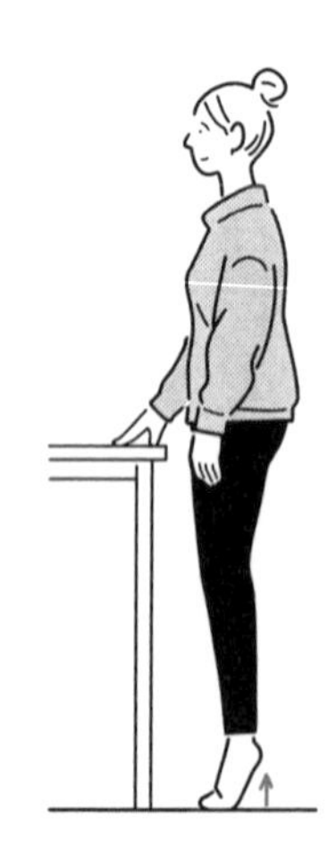

Part 2 每天輕鬆自在的「身體使用要領」

將合氣道的身體使用要領融入日常生活中，
讓身體活動得更加輕鬆自在。

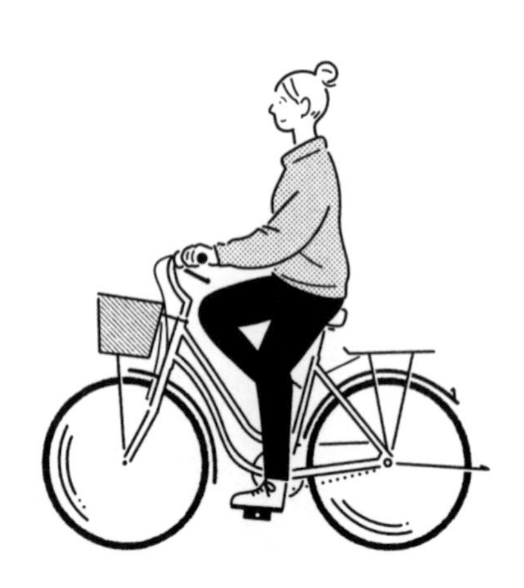

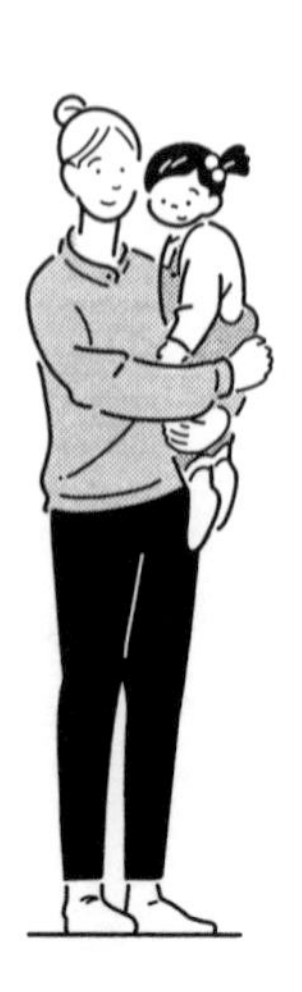

Part 3 藉由呼吸調節心靈

了解合氣道的心靈使用方法，
讓身體容易活動。

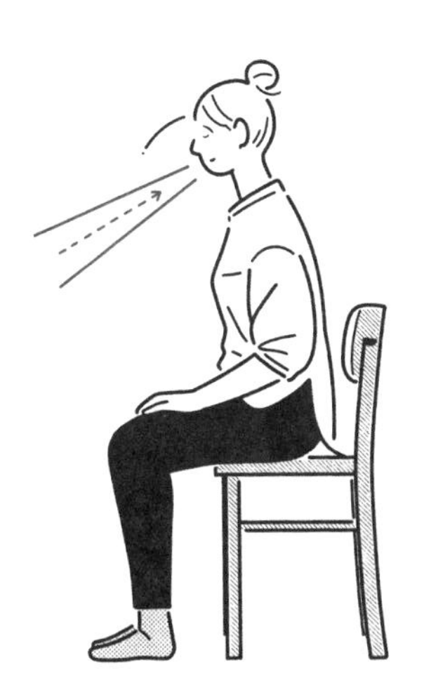

Part 4 每天輕快舒適的「心靈使用要領」

將呼吸法融入日常生活中，
讓每一天的心情逐漸輕鬆。

Part 5 生活中的合氣道實踐訣竅

介紹學習身心統一合氣道的人，
如何將道場裡的所知所學有效活用於日常生活中。

Part 6 生活合氣道帶來的影響

將合氣道中的「姿勢」與「呼吸」帶入日常生活中，深刻體驗每一天發生的變化。

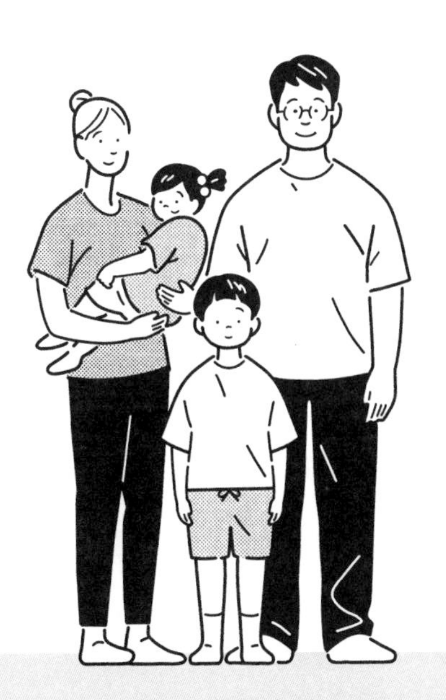

Part

1

藉由姿勢調整身體

「站立」姿勢是所有動作的基本地基。

本章將為大家介紹，

如何運用合氣道，打造讓身體活動自如的地基。

姿勢之所以重要的理由

⋯⋯▶有穩固的地基，身體才能輕鬆活動

首先，為大家介紹身心統一合氣道的特色。開始練習之前，務必先確認姿勢，自己的姿勢不穩定，就別談使出引導並摔投對手的技法。演練中務必經常**調整自己的姿勢狀態**。

尤其「站立」是所有動作的基礎，好比建築物的「地基」。地基打得好，房子才穩固；地基隨便蓋，房子自然會傾斜。或許是因為從外觀上看不出地基是否穩固，因此偷工減料的人還不少。

演練身心統一合氣道時，最重要的是「打地基」，地基穩固才能順利將對手的力量引導至不具威脅的角度，並進一步吸收後將其摔投。獨自練習的情況下還好，一

且和他人一起練習時，心裡難免產生「想使出摔投技」、「想讓對方的活動受到牽制（控制對方）」的意圖。但過度使用力氣，會變成不自然的姿勢，亦即地基崩塌，反而容易因為無法借勁使力而兵敗如山倒。

要想打造穩固的地基，需先透過「氣」來確認自然姿勢。其次是獨自演練「個人技」，接著才是有對手加入的「組合技」、連續動作的「連續技」。分階段一步一步升級，才能確實打穩地基。

無論運動、音樂或傳統藝能，地基都非常重要。基於這個緣故，才有來自各個不同領域的人學習身心統一合氣道。不僅出自對武術感興趣，多數人更是為了想打穩地基以利發揮自身擁有的力量。

有了紮實的地基，每一個動作都會輕鬆到令人驚訝。在日常生活中，即使不斷重複同樣的動作，也不會覺得疲勞。關於姿勢或身體使用方法，全世界處處充斥著各式各樣的資訊，但無關是非對錯，任何姿勢若欠缺穩固地基就不具任何意義。

本書最大的目的即是打造地基，讓日常生活中的姿勢與動作變得更輕鬆。

良好姿勢保持身體平衡
……▼不會造成身體負擔的站姿

在超市採買完大量物資後的回家路上，兩手各自拿著重物時，肩膀、背部和腰部都承受巨大負擔……其實是站姿有問題所致。

人類身體有完美的結構，在自然姿勢下可以維持左右平衡，但不自然的姿勢易造成身體失衡。只要以平衡的姿勢提重物，肩膀、背部和腰部就幾乎不會承受負擔。

現在，我們嘗試做出學校教的「立正」姿勢吧！

挺胸，伸直背脊，雙手貼於身體兩側，腳跟併攏。

我想大家應該感覺得出身體正在用力。這時候施加重量於雙肩上，肩膀、背部和腰部會因承載負荷而無法支撐重量。原以為是正確姿勢的「立正」，實際上卻是一

「立正」姿勢

挺胸，伸直背脊，雙手貼於身體兩側，腳跟併攏。

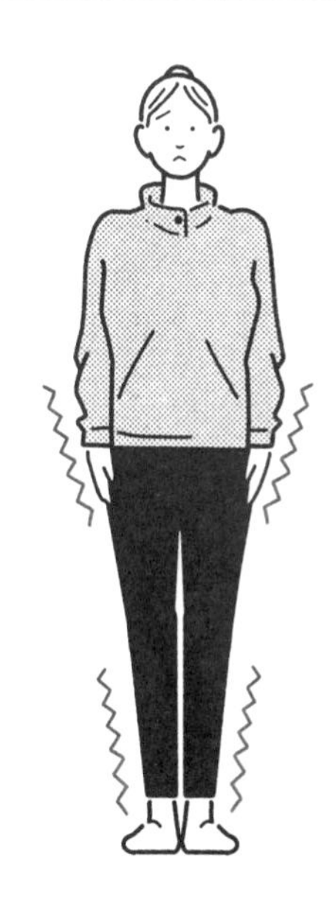

試著在雙肩增加重量

施加重量於雙肩時，肩膀、背部、腰部承受負擔，立正姿勢隨即崩塌。

＊骨質疏鬆症患者請勿嘗試這個動作。

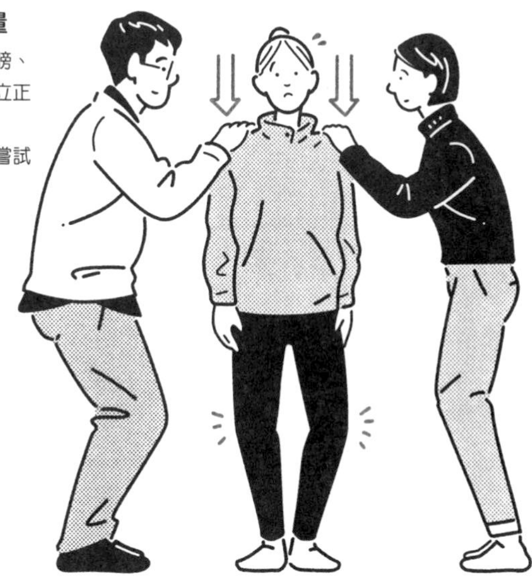

種不平衡的姿勢。

我們來確認何謂自然的姿勢吧。

身體不要出多餘的力，踮起腳尖站立。身體搖晃的人，先暫時放下腳跟，然後再次踮腳尖站立，多重複幾次，直到身體習慣為止。想像伸直背脊，拿取置於高處的物體，就可以輕鬆做出這個姿勢。

生病或受傷等無法維持平衡的人，可以扶著牢固的家具，在能力所及範圍內踮腳尖站立。待能夠踮腳尖站立且維持平衡後，再輕輕放下腳跟。

一個簡單姿勢就能順暢身體的氣，**讓腳尖變得有活力**。這時同樣在雙肩施加重力，會發現身體可以毫無負擔地支撐重量，姿勢也不會崩塌。在這個狀態下，能夠輕輕鬆鬆提取重物。

此外，當腳底著地支撐體重時，若感覺拇趾有確實承重，代表身體處於平衡良好的狀態。

最常見的不良姿勢是體重落在小趾，這可能造成身體失衡，請務必多加留意。

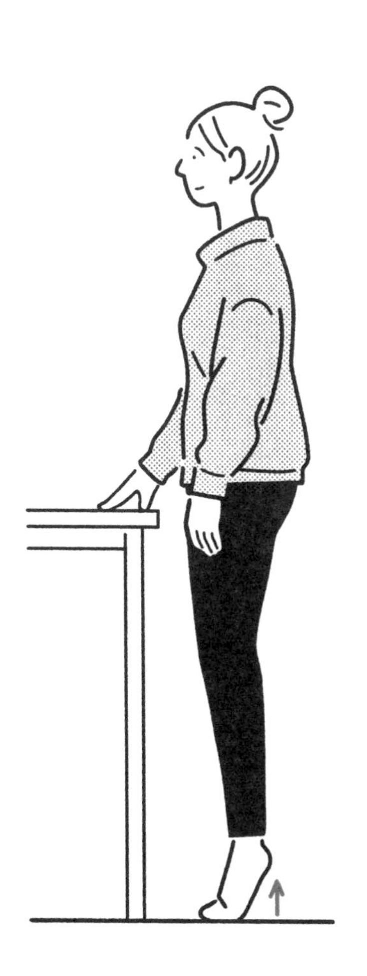

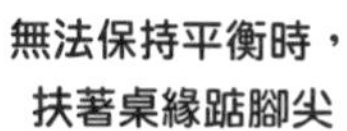

無法保持平衡時，
扶著桌緣踮腳尖

身體不穩的人，可以扶著桌子等
牢固的家具踮腳尖站立。

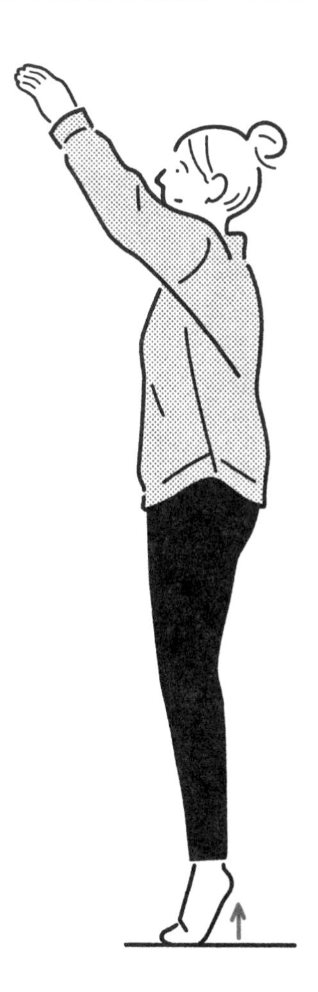

踮腳尖準備

想像拿取置於高處的物體，
以伸直背脊的姿勢站立。

《朝一》節目於淺草的淺草寺進行外景拍攝，請路過的行人體驗這個姿勢後，單手提取二十公斤的重物，亦即雙手提取共四十公斤的重物。測試對象皆為初次見面的人，完全沒有經過事前協商。

一開始在沒有任何告知下請他們提取重物時，多數人因為手臂承受重擔而不禁大叫「好重！」，或者根本提不起來；然而，請他們踮腳尖確認姿勢後再次提取重物，每個人又紛紛因為三兩下就輕鬆拿取而發出驚呼。一位身穿和服的女性起初根本提不起來，後來竟輕鬆拿起重達四十公斤的重物，不停驚叫：「這是怎麼一回事！太可怕！太驚人了！」

雖然在寒冬中拍攝一整天的外景很辛苦，但這場超過一百人的體驗活動中，所有人都輕鬆做到了。

這一天，我也為導演的認真投入大受震懾。

以踮腳尖姿勢鍛鍊腳尖

其實日常生活中沒有太多需要搬重物的機會，但必須經常反覆提起一些輕型物體。反覆提起會逐漸累積疲勞，久而久之就對身體造成巨大傷害。

但身體若處於平衡的自然姿勢，便能用小力量發揮大威力，不容易累積疲勞。

例如：洗碗工作。我們家由我包辦所有需要用水的家事，所以洗碗也是我的工作。我每次都會先確認好維持平衡的姿勢後才開始洗碗，因此幾乎不會覺得累。但千萬不是踮腳尖洗碗，請大家不要誤會。

踮腳尖固然重要，但有不少人「踮腳尖時雙腳會用力」，請先嘗試踮腳尖走路，亦即提起腳跟走路。大家無需在外踮腳尖散步，赤腳在平坦的地板上走路即可。雙腳用力便無法好好走路，透過踮腳尖走路，能讓雙腳自然放鬆力量。走路時間大概一分鐘就夠了。

走路時，身體不會前後左右晃動為佳。不過，剛開始不需過於在意身體晃動的問題，繼續走下去即可，會漸漸不再搖晃。

《朝一》節目還請來大型演藝事業公司「HORIPRO」的創始人——堀威夫先生。堀先生從八十歲開始學習身心統一合氣道，而且每天持續「踮腳尖走路」以維持雙腳的健康。已經高齡八十七歲的堀先生，在節目中依舊生龍活虎地為大家展現認真演練合氣道的身影。

常言道：「老化從腰腿開始」，正確來說，應該是**老化從腳尖開始**。隨著身體逐漸衰弱，即便想提起腳尖，通常也難以如願。一點點高低落差就可能造成絆倒、跌倒、骨折，甚至臥床不起，這種情況並不罕見。

年紀愈大，愈需要鍛鍊腳尖。建議邁入四十歲後，務必將踮腳尖列為每日課題。

附帶一提，踮腳尖走路對小孩子也非常重要。平時沒有太多機會可以自由玩樂的小孩，腳尖多半較為無力，難以保持身體平衡，甚至有些小孩無法單腳站立。

一直維持失衡的不自然姿勢，恐對發育造成重大影響。對於這樣的孩子，只要每日練習踮腳尖走路以鍛鍊腳趾，必能養成維持平衡的自然姿勢。

重新調整身體用力方式

▼以最小限度的力量支撐身體

一個平衡良好的自然姿勢，無須多做努力即可維持，身體不需要額外施力。**而失衡的不自然姿勢，則必須努力才能維持平衡，身體反而需要額外用力**。

身體容易疲勞的原因有很多，但最大的因素即是「用力」。

身體經常不自覺用力。你是否有過這種感覺？明明沒有用力的打算，或者明明沒有特別做激烈運動，但每到傍晚時分，便感覺筋疲力盡。

請大家試著皺起眉頭。當我們在談論或聆聽艱深話題時，總會不自覺皺起眉頭，緊盯手機畫面時亦是如此。我想讀到這裡，大家應該已經明白臉部常在不知不覺中用力了。假設沒有意識到這點而持續維持這個狀態，最後感到疲勞也是在所難免的事。

新冠肺炎疫情讓愈來愈多人因不自覺用力而感覺疲勞。另一方面，身體用力也會造成心理疲累。因為身體過度用力，會導致心理狀態跟著高亢起來。透過重置高亢狀態並「降溫」，才能放鬆、舒適地過生活。

在這裡提供一套簡單的方法，重置身體「用力」的情況。

首先，踮起腳尖，確認能夠維持平衡的自然姿勢。

接下來，輕鬆擺動手指尖，想像向下甩掉指尖上的水珠。

擺動指尖的震動感會逐漸傳遞至全身。**當腳趾也感受到震動，意即身體處於放鬆狀態**。一旦震動於傳導過程中停止，就代表該處正在用力，這時請盡量放鬆這個部位。

確認震動傳導至腳趾後，即可慢慢停止擺動。

重置作業就是如此簡單。

這個重置作業稱為「**全身放鬆運動**」。某位知名的日本演員，就是透過這個方式放鬆身體用力的部位。據說他每次正式上場之前，必定先確認維持平衡的自然姿勢，以利在舞台上充分發揮自己的實力。

「放鬆力氣」和全身散漫慵懶不一樣，「虛脫」和放鬆是截然不同的兩件事。虛脫狀態無法維持平衡，反而容易使身體疲累。

擺動手指後，若感到身體笨重，就表示正處於虛脫狀態；感覺身體輕飄飄的，才是真正的放鬆。所謂的「放鬆」，就是「不用力也能維持平衡狀態」，以最小限度的力量支撐身體，因此不容易感覺疲累。

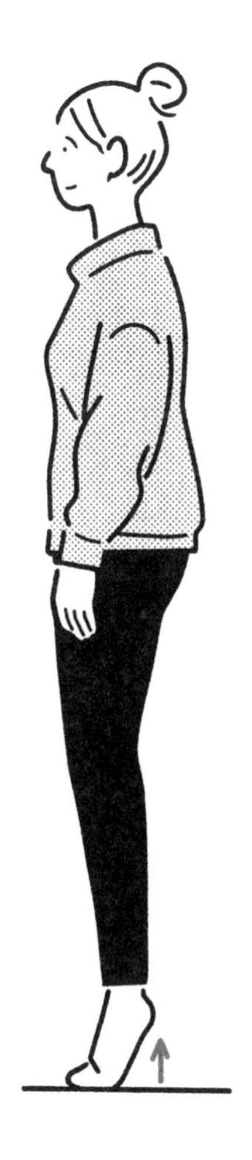

踮腳尖站立

踮腳尖站立，確認能夠維持平衡的姿勢。
重點在於腳尖要避免無謂的力量耗損。

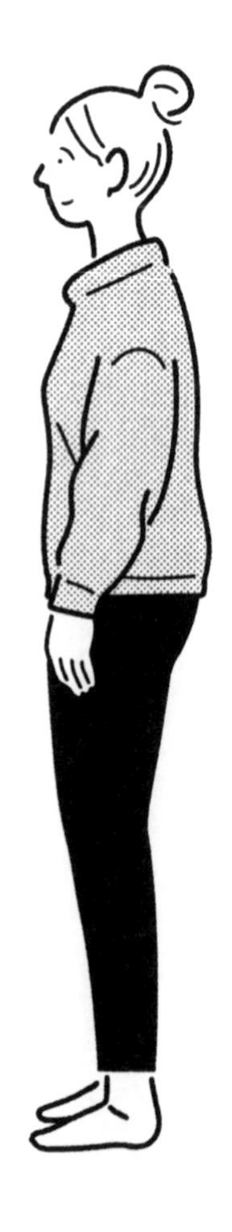

放下腳跟

確認好平衡姿勢後，輕輕放下腳跟。

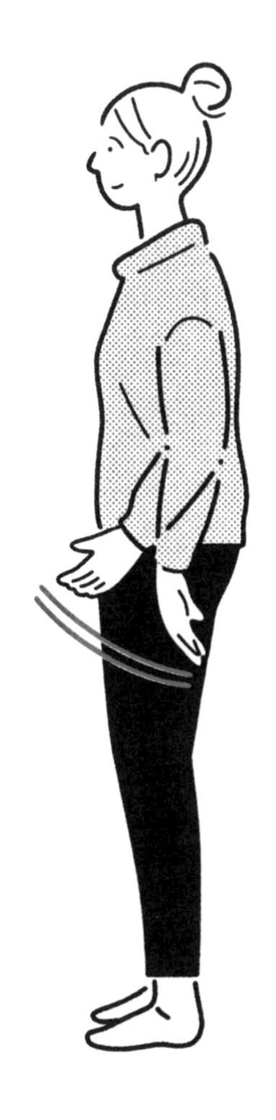

擺動手指尖

想像手指上有水滴，朝下甩掉水滴般擺動手部。
擺動手指尖的震動傳導至腳趾，即表示全身放鬆了。

矯正駝背姿勢的反效果？

⋯⋯▶正確姿勢即自然姿勢

相信不少人因為駝背而再三被叮嚀要注意姿勢。沒錯，背部彎曲、身體向前屈的姿勢極為不自然，會對身體造成負擔；但為了不駝背而試圖用力挺直背脊，反而會使上半身向後反折。

這時候試著在雙肩上施加重量，應該感覺得到背部和腰部承受相當大的負荷。其實不少人自認為是駝背，但實際情況是身體向後反折。先前所說的淺草外景拍攝節目中，約九成的路人都有身體向後反折的現象。

由於自己難以察覺這個姿勢，可以試著請身邊的人協助確認。在踮腳尖狀態下，請同伴觀察自己的身體是否反折，並指出沒有反折的部位。

不良姿勢範例

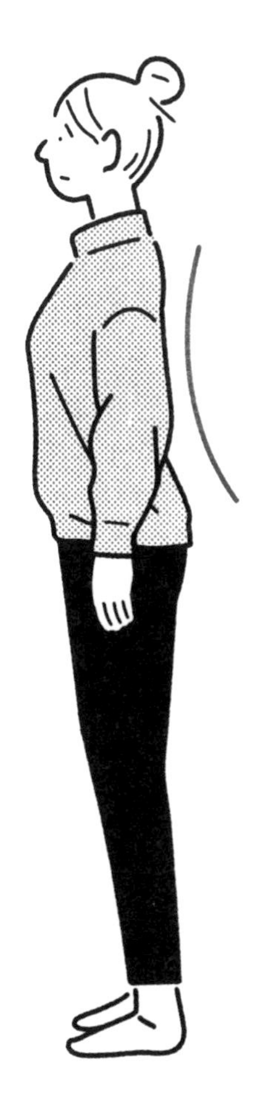

背部向後反折姿勢

為了矯正駝背而刻意挺直背部，結果用力過度，
反而造成背部向後反折的不當姿勢。

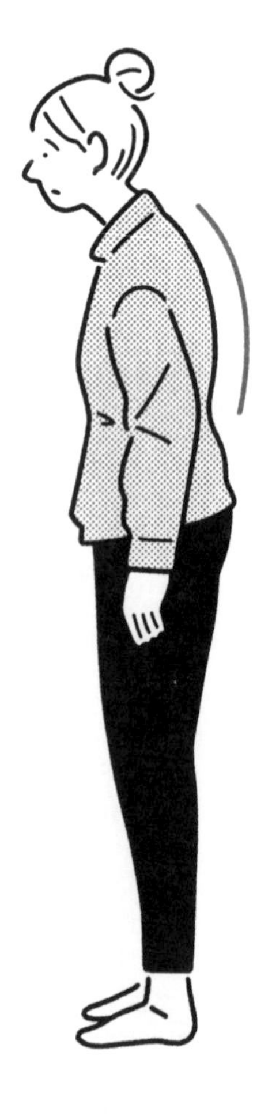

駝背姿勢

站姿散漫，
呈有氣無力的虛脫狀態。

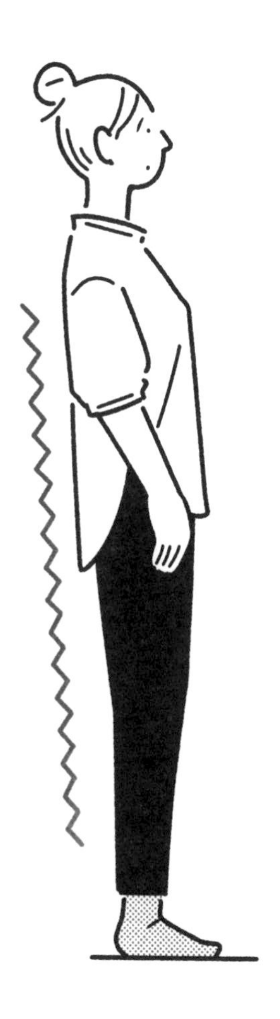

體重落在腳跟的姿勢

重心落在身體後側，
形成不自然的姿勢。

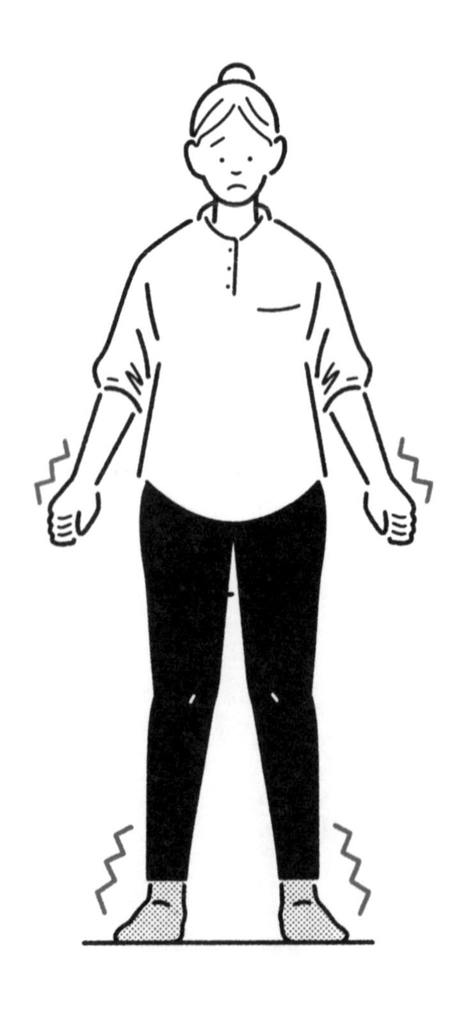

張開雙腳、使勁站立的姿勢

全身用力，

帶給雙腳沉重的負擔。

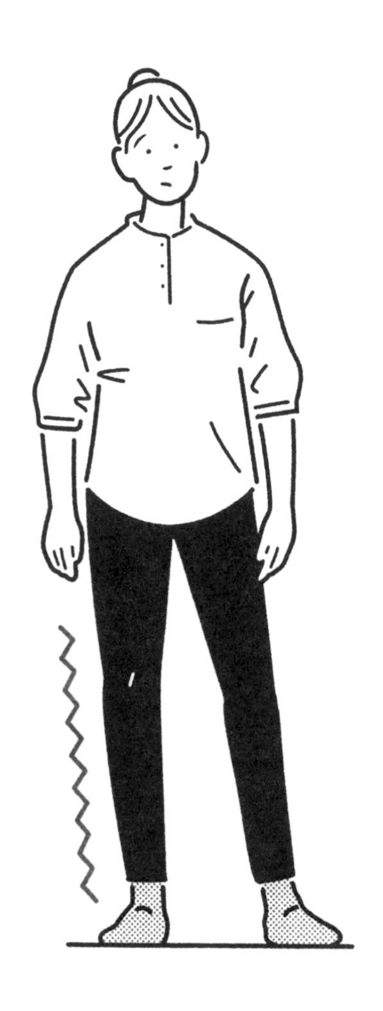

重心落在單腳的站立姿勢

身體單側用力，

造成腰部和單腳承受負擔。

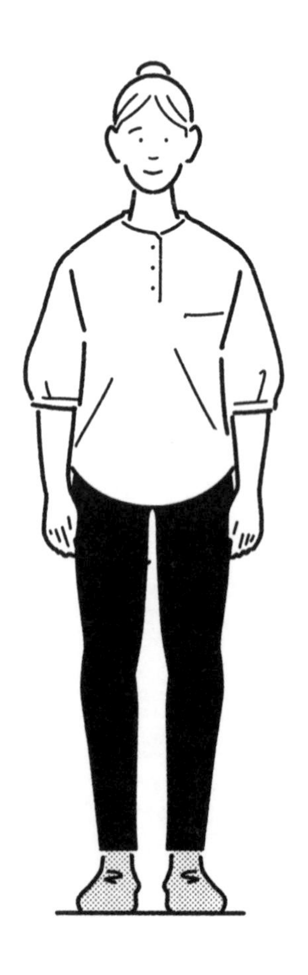
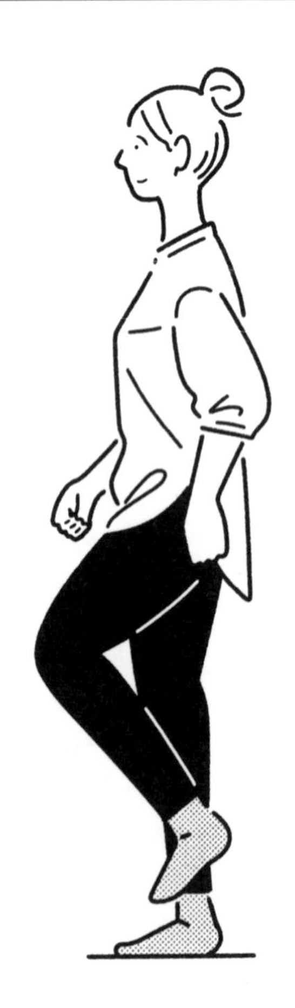

確認站立時的步寬

在原地輕輕踏步，
確認自然姿勢下站立時的步寬。

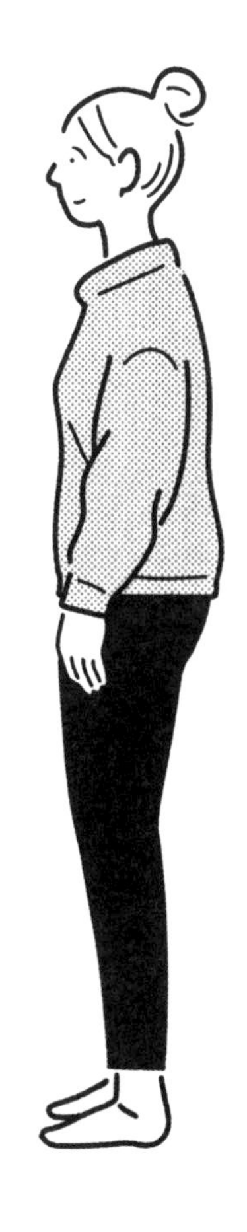

輕鬆地保持穩定的姿勢

進行全身放鬆運動後，
自然形成最輕鬆舒服、可持續保持穩定的「自然姿勢」。

矯正背部反折狀態後，有些人反而會有身體前彎的錯覺。這時候試著在雙肩上施加重量，只要覺得身體毫無負擔地支撐重量，就代表是自然姿勢。

關於何謂「正確姿勢」眾說紛紜，而本書認為正確姿勢即自然姿勢，必須符合以下三個條件。

最輕鬆舒服的姿勢——自然姿勢輕鬆無負擔。採「立正」姿勢時，身體會因使勁而感到吃力，所以不算是自然姿勢。

最能夠持續的姿勢——自然姿勢能在不勉強的狀態下持續下去。「立正」姿勢容易造成疲勞，無法長時間持續，所以不算是自然姿勢。

最穩定的姿勢——自然姿勢能夠維持身體平衡。「立正」姿勢容易失衡，所以不算是自然姿勢。

最輕鬆舒服、保持穩定的姿勢，就是「自然姿勢」。

無論什麼姿勢，都能透過確認是否滿足這三個條件，來判定是否為自然姿勢。

我曾經指導許多頂尖運動員。在美國大聯盟洛杉磯道奇隊的三年間，我指導了許多年輕且具有潛力的新秀選手。

我並非棒球專家，無法干涉任何投打姿勢，但我看得出這些投打姿勢是否為自然姿勢、選手能否發揮出所有實力。

我針對選手的姿勢給予指導，協助他們全力發揮自己的實力，所以無論選手或教練都十分熱衷於學習相關的自然姿勢。

放鬆胸口多餘力量

……▼讓「肩膀」恢復至自然位置

透過全身放鬆運動，讓擺動指尖的震動傳導至腳趾，並進一步放鬆全身多餘力量，能做到這一點就沒問題了。

但無法放鬆胸口多餘力量，擺動指尖的震動來到胸口一帶即停止的人，則需要再稍微確認一下。

我們每一個人都有自己的習慣姿勢。**長年來習慣成自然後，即便是不自然的姿勢，也不覺得有任何異樣感**。因此，最重要的是清楚掌握自己有哪些習慣。

無法放鬆胸口多餘力量時，試著上下移動肩膀。關鍵在於要「上下移動」，而不是「轉動」肩膀。不要讓肩膀用力落下，要輕輕放下肩膀。上下移動數次後，確認最能夠輕鬆上下移動肩膀的位置，此即肩膀原有的定位。

這時候應該感覺得到胸口的緊繃感消失，多餘的力量獲得釋放。

為了進行比較，試著在挺胸狀態時上下移動雙肩。

能夠順利上下移動嗎？

接下來，試著在雙肩微微向前突出的狀態下，上下移動雙肩。

能夠順利上下移動嗎？我想這兩種方式都不容易吧！

日本人普遍認為「挺胸是良好姿勢」，為了「保持良好姿勢」、「讓自己看起來端正」，總是隨時提醒自己要挺胸，經常需要用力繃緊胸口，而沒察覺這已經變成一種習慣性姿勢。

長期低頭看手機，容易變成圓肩駝背的姿勢。這個姿勢會壓迫胸口，導致呼吸變淺，但因為習慣成自然，反而難以察覺異狀。

嘗試確認肩膀的自然位置並放鬆多餘力量，就會知道自己平時浪費了多少力氣。

使勁用力的狀態（挺胸）

在挺胸狀態，上下移動雙肩。
肩膀應該無法順利上下移動。

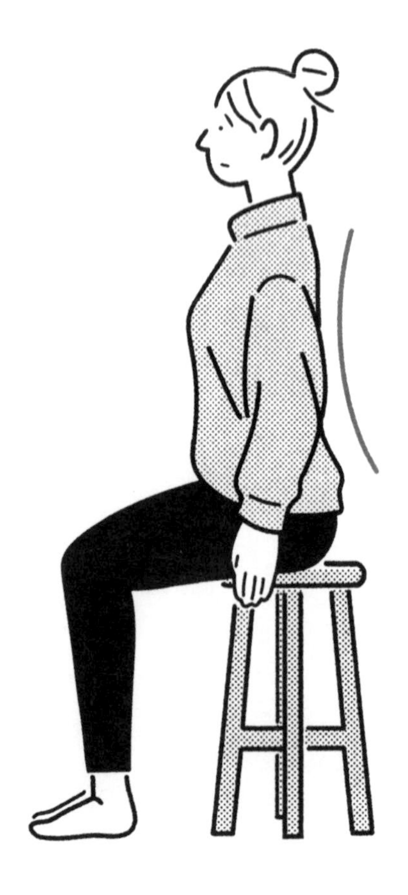

使勁用力的狀態（圓肩）

在雙肩微微向前突出的狀態，上下移動雙肩。

肩膀應該無法順利上下移動。

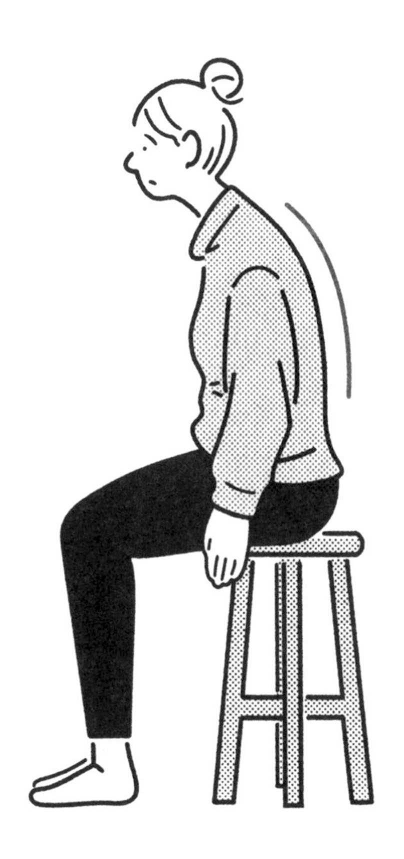

恢復肩膀原有的定位

上下移動肩膀數次，確認最能輕鬆活動肩膀的位置。
這時，胸口一帶多餘的力量就能獲得釋放。

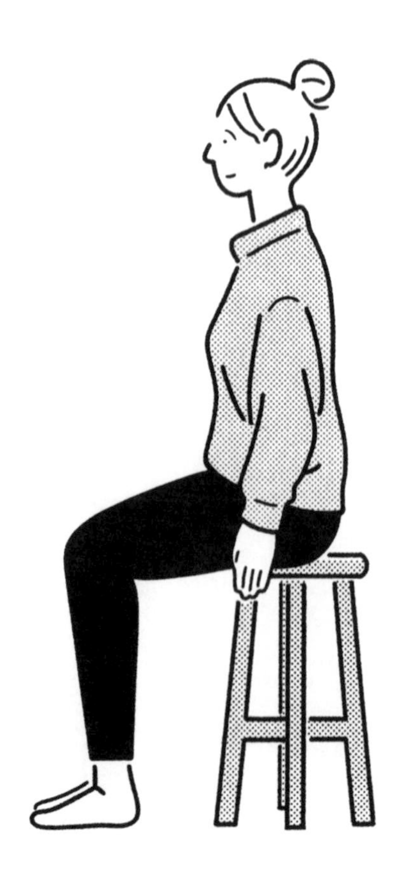

唯有放鬆多餘力量，才會驚覺自己一直在用力。

只是讓雙肩上下移動的簡單確認，何時何地都能操作。最佳確認時機，是從事某項活動之前。另外，長時間作業時，即便想到時才確認一下姿勢，同樣具有不錯的效果。

雖然只是簡單的姿勢確認，不少人仍因此從長久以來的不適症狀中解脫出來。從事電腦作業時、盯著智慧型手機時，都要注意肩膀的位置。

確認肩膀的自然位置，放鬆胸口一帶的力量，再次進行全身放鬆運動，相信一定能感覺到震動慢慢地通過胸口。

放鬆頸部多餘力量
……▼讓「頭部」恢復至自然位置

那些說「頸部很不舒服」的人，可能都是頸部不自覺用力所致。以指尖輕觸頸部，覺得僵硬代表你已經習慣性用力。頸部僵硬會進而壓迫血管，影響血液循環，造成頭痛、噁心等症狀。

頸部持續緊繃用力時，試著向左右側轉動。注意頭部不要傾斜地轉向側邊。朝左右兩側各轉動兩次，不要勉強。

確認左右轉動時最輕鬆舒服的位置，這裡即是頭部的原始位置。當頭部位於自然位置，再次以指尖觸碰頸部，會發現頸部不再用力。

為了進行比較，試著將臉部向前突出，這就是我們平常盯著手機畫面時容易做出的姿勢。接著在這個狀態下，嘗試將頭部朝左右兩側轉動。

能夠順利轉動嗎？臉部向前突出時，頸部應該不容易轉動吧！

接著嘗試過度揚起頭部，並伸直脖頸。有些人認為「這是個良好姿勢」，但嘗試在這個狀態下左右轉動頭部，能夠順利轉動嗎？相信你應該也感覺得出頸部正在用力。

若試著以「外觀」來定義良好姿勢，或許會有各式各樣的說法，但經過上述步驟實際確認後，便可清楚知道何為自然姿勢。

成人的頭部重量約四到六公斤，帶給頸椎（脊椎）、頸部、肩膀、背部肌肉很大的影響。據說就算只是低頭，頸部也必須承受頭部重量好幾倍的負荷。**頭部位於自然姿勢，才能有效減輕頸部、肩膀、背部的負擔**。

近年來，罹患「頸椎過直」的患者日益增加。長時間埋首於辦公桌前或盯著手機，會使原本呈緩弧狀的頸椎慢慢變直，誘發肩膀僵硬、頭痛等症狀，此種現象即稱為「頸椎過直」。透過確認自然姿勢，有助於預防這種現象。

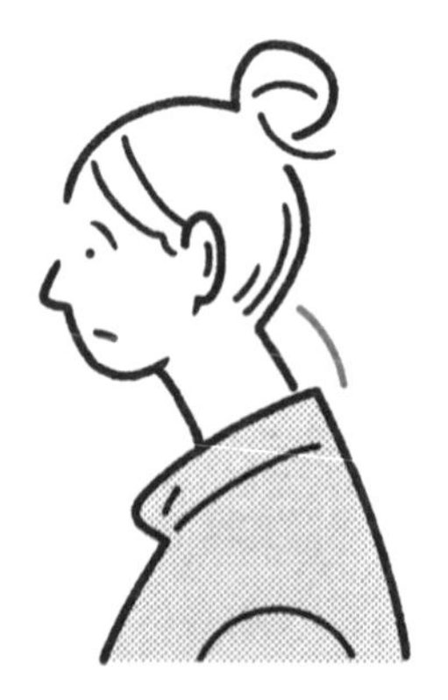

用力狀態（頭部位置向前突出）

在臉部向前突出的狀態，試著朝左右兩側各轉動兩次。
頸部應該難以順利轉動。

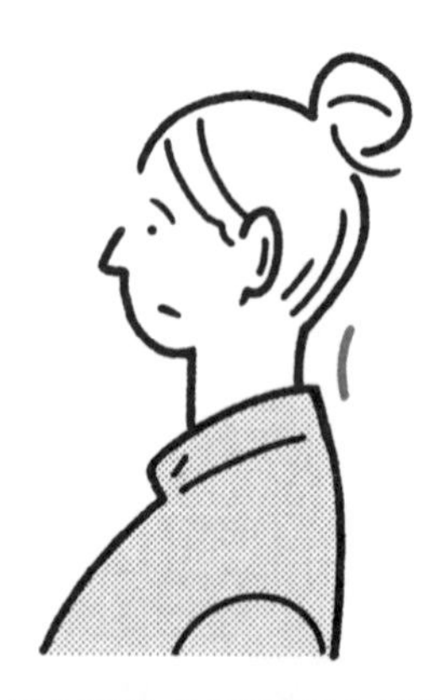

用力狀態（頭部位置向後挺）

過度揚起頭部並伸直脖頸，試著朝左右兩側各轉動兩次。
頸部應該難以順利轉動。

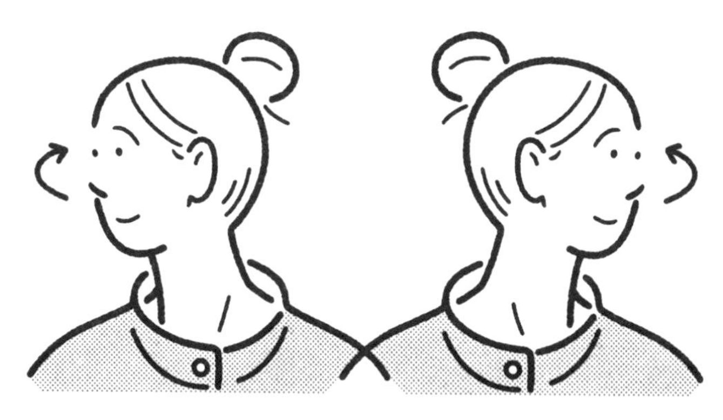

恢復頭部原始位置

頭部不傾斜地轉向側邊，朝左右兩側各轉動2次。
頭部位於自然位置，可以輕鬆且順利地向兩側轉動。

另外，希望大家了解，承載頭部重量的並非只有頸部和肩膀，而是全身一起支撐。換句話說，**作為地基的基礎姿勢紊亂，再怎麼確認頭部位置也是無濟於事。**

請先確認這個章節一開始介紹的站姿，找出最能輕鬆舒服地向左右側轉動的位置，藉此確認頭部的自然姿勢。

確認好頭部的自然位置、放鬆頸部力量後，再次進行全身放鬆運動，應該能感覺得到震動通過頸部。

放鬆腰部以下多餘力量
……▼讓氣運行至腳趾

下半身比上半身容易感到不舒服的人也不在少數。感覺腳痛、步伐沉重，可能都是腰部以下用力所致。

我們常在不知不覺間雙腳用力地踩踏地面，即便只是輕微踩踏，一整天持續下來也難免感到疲累。

這時候需要想辦法重置並釋放力量。不少人深信「用力踩踏比較站得穩」且習慣這麼做，但其實在用力踩踏的狀態下，身體會無法自由地活動，當雙肩承受重量時，就變成失衡的不良姿勢，無法確實支撐身體。

無法釋放腰部以下的力量時，請嘗試輕輕跳躍。關鍵在於盡可能輕柔地以腳尖先

著地。

著地時若聽到「咚！」的撞擊聲響，代表身體正在用力。**多重複試著跳起幾次，練習像貓咪般輕柔著地**。

如此簡單的動作，就能幫助你重置並釋放腰部以下的力量。

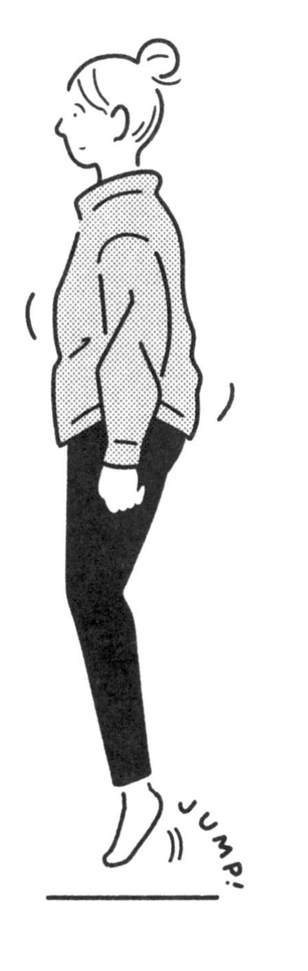

放鬆下半身力量

跳躍並輕輕讓腳尖先著地。
著地時若聽到「咚！」的撞擊聲響，
代表身體正在用力。
多重複幾次，像貓咪般輕柔著地。

我曾在這個章節的一開始向大家說明過，踮腳尖站立後輕輕放下腳跟，透過這個簡單方式就能確認自然姿勢。

然而，為什麼踮腳尖站立可以改善平衡呢？

「手」從手掌一直延伸至手指尖；同樣的，「足」從腳跟經足底一直延伸至腳趾尖。量身高時，通常會計算從頭頂到腳跟的高度，但原本應該量到腳趾尖才對。踮腳尖站立之所以能保持平衡，是因為身體和腳趾緊緊相連。以身心統一合氣道的理論來說，即「氣運行至腳趾」的狀態，由此才能維持身體平衡。

試著與重心落在腳跟的站立方式互相比較。這時腳趾尖有什麼感覺？我想應該有腳趾尖沒能與身體緊緊相連的感覺，意即「氣沒有運行至腳趾」的狀態。因此，無法維持身體平衡。

氣運行至腳趾尖時，身體可以從足底獲取許多外界訊息，並且自動維持身體平衡。從柏油路移動至沙灘上之所以不會跌倒，全因為身體在無意識下自行維持平衡的關係。

也就是說，氣若沒有運行至腳趾尖，人體無法從足底獲得訊息，就無法維持身體平衡。

為了磨練足底感覺，身心統一合氣道一律在打赤腳狀態下進行演練。這對小孩的發育也極為重要。

再次回到跳躍動作的講解上。輕輕往上跳時，只要氣能夠運行至腳趾尖，我們便能輕柔著地。做到這一點後，再次進行全身放鬆運動，相信應該能感受擺動手指時的震動漸漸傳導至腳趾尖。

確認是否為自然姿勢

氣的測試

好了，一切準備就緒，從下個章節開始，讓我們一一確認日常生活中各種場景的姿勢吧！**基本上，先透過全身放鬆運動重新調整，確認身體沒有用力後即可開始。**

站姿方面，確認自然姿勢的方式如先前（↓P20）所介紹，於雙肩施加重量，看身體能否支撐與承受負擔。

這裡還要介紹另一個更簡便的方式，那就是用很小的力量推壓身體。確認站姿時，將手置於對方胸口上方，筆直向前推壓，站立者不抵抗也不反推這股力量，單純站著就好。

自然姿勢具有自然的穩定性。由於推壓力量非常小，若採取自然姿勢，必定能夠不受影響而維持平衡。

反之，不自然的姿勢沒有穩定性，力量再小也容易造成身體失去平衡。在這種確認方式中，大力推壓反而容易使對方出於本能地推回來，這樣便失去確認自然穩定姿勢的意義。無關個人體重，若本身平衡感差，即便力量再小也會造成身體擺動，所以透過這個方式可以得知是否為自然姿勢。

請兩人一組，實際嘗試看看吧！

一個人站著，另一人輕輕推壓對方的胸口上方。站立者無須抵抗這股力量，也不要推回去，單純站著就可以。

此時，即便沒有心心念念「要保持平衡」，**身體也會自然維持平衡，像磐石一樣穩固，這即是自然姿勢**；若身體搖晃或非得時時提醒自己保持平衡，就是不自然姿勢。

這種確認方式稱為「**氣的測試**」。無論是坐在椅子上、拿著物體時，還是吹奏樂器、打棒球或打高爾夫球時，都可以透過氣的測試進行確認。

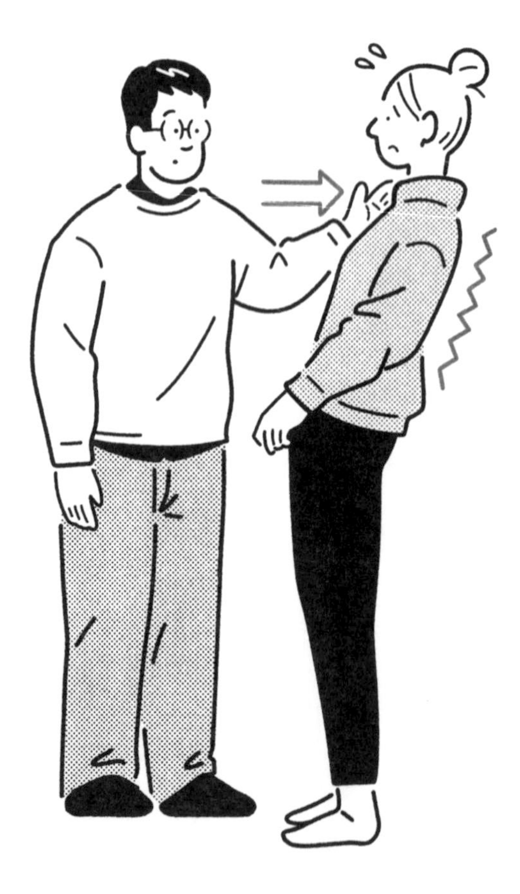

確認是否為自然姿勢

兩人一組進行測試。
一人站著，另一人輕輕推壓對方的胸口上方。
站立者既不反抗，也不推壓這股力量，只是單純站著。
若身體因此搖晃，表示目前的站姿是不自然姿勢。

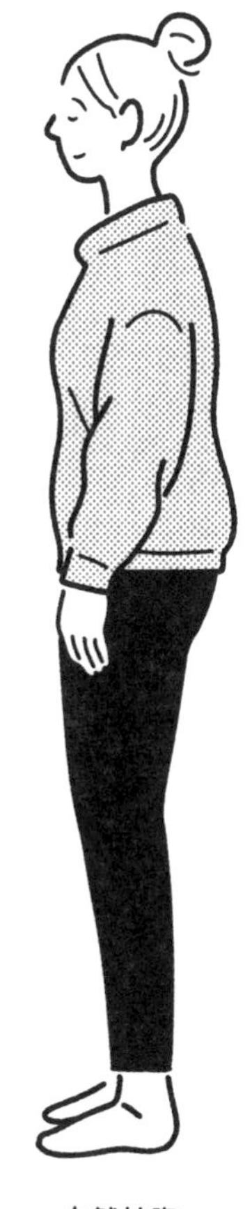

自然站姿

進行全身放鬆運動（→P28），
再次嘗試自然站姿。

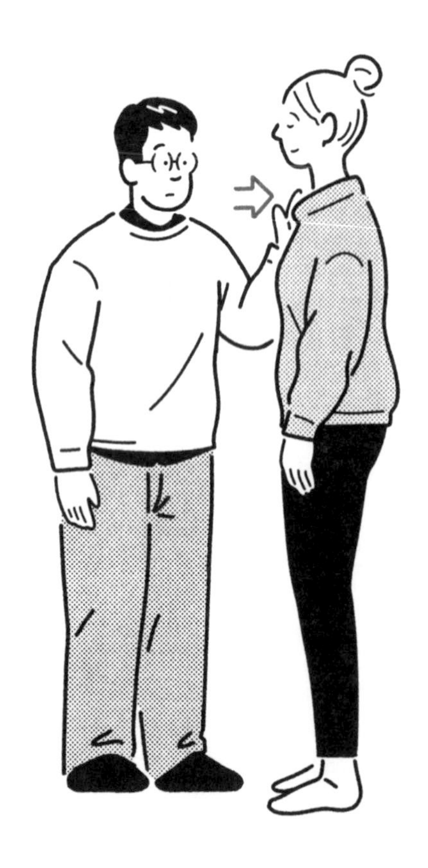

再次確認是否為自然姿勢

再次請對方輕壓胸口上方，
或者請對方將雙手置於肩膀上施加重量。
不會搖晃且保持平衡，
像磐石一樣穩固的姿勢即為自然姿勢。

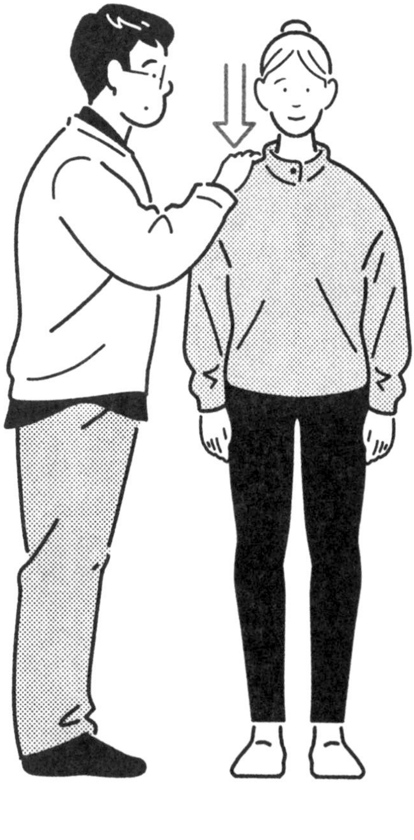

當我在指導專業運動員時，必定會進行氣的測試，確認運動員的各種姿勢是否能夠發揮出實力。

雖然「站立」是所有動作的基礎，但其實運動員並沒有機會學習「站立」，因此多半不曉得如何確認自己的姿勢是否為自然姿勢。藉由氣的測試，可以讓運動員更能發揮自己所有的潛力。

結合日常動作的身心統一合氣道技法

不自然的身體使用方式，會造成身體無意義地用力。身心統一合氣道的技法演練中，無意義地用力只會造成姿勢紊亂，進而無法引導對手並使出摔投技法。因此，演練通常始於學習自然的身體使用方法，反覆練習站姿、抓握姿、活動方式等基礎動作。一天有二十四小時，待在道場裡的時間僅是小小一部分，只憑在道場裡用心於姿勢是不夠的，必須在日常生活中也隨時留意自己的姿勢。基於這個道理，身心統一合氣道也被稱為「生活合氣道」。

除了道場裡的練習，我也經常做家事。畢竟偶爾才做家務事，無法讓身體熟記正確的使用方式，唯有每天做，才能將正確的使用方法烙印在身體上。若明明做相同的事，卻開始容易疲勞，可能是身體使用方式產生誤差所致，相信自己一定感受得到變化。

身心統一合氣道的演練中，大家必須意識到「肚臍下的一點」。位於下腹部不施力處，是一個無限小且沒有形狀的小點。不需要想得太困難，就當是一個內心沉靜的地方、自己的中心點。

人類的意識容易上揚至頭部和胸口，因而前後左右搖擺；當集中在肚臍下的一點，讓心靜下來時，所有事便戛然而止。另一方面，凡事從肚臍下的一點開始啟動，有助於整合全身；反之，若習慣局部使用身體，則容易產生負擔。

本書先前介紹過的尚子女士，因為每天忙於家務事而筋疲力竭，於是我建議她先確認自己的站姿，確實完成全身放鬆運動後再開始做家事。另外，我也告訴她「站近一步再伸手」的訣竅，澈底執行以維持平衡的姿勢做家事，短短五天便大幅改善疲勞程度。

疲勞無論程度大小都會持續累積，這也說明了重新審視每一個家事動作有多麼重要。

Part 2

每天輕鬆自在的「身體使用要領」

將合氣道的身體使用方法

融入日常生活中，

讓身體活動變輕鬆自在。

放鬆身體多餘的力量，鎮靜亢奮的意識

POINT

《朝一》的特集節目「生活合氣道」，由主婦尚子女士的煩惱拉開序幕。尚子女士是一位做家務事容易疲勞的家庭主婦，節目最初為她測量的疲勞年齡竟然「相當於七十歲」，比實際年齡多出二十歲以上，由此可知尚子女士確實累積了不少疲勞。於是我們決定先讓尚子女士嘗試操作Part 1中介紹的「全身放鬆運動」，關鍵很簡單，就是要在做家事前先進行這項運動。結果尚子女士僅短短操作五天，疲勞年齡就大幅下降至「相當於五十歲」。

為什麼短時間內可以產生如此大的變化呢？

這個祕密在於「**意識**」。身體沒有額外用力時，我們的意識會靜下來，並集中於下腹部。更準確地說，應該是位於下腹部沒有用力的「肚臍下的一點」。生氣跟緊張都是一種意識高亢的狀態，都會讓身體使出多餘的力氣。總是處於這種高亢狀態的人，身體就容易疲憊。

讓我們實際感受一下高亢狀態吧！請試著在鏡子前露出可怕的表情，這時候眉間會產生皺紋，能夠清楚知道臉部正在額外用力。由此可知，用力會促使意識高亢。若長時間不自覺地持續這種狀態，覺得疲憊也是理所當然的。而且一旦習慣皺眉，眉間就容易留下深深的皺紋。

接下來，試著做出「立正」姿勢。抬頭挺胸時，背部會稍微向後折且胸口一帶用力，這時候意識會湧上胸口，而非停留在下腹部。接著改採輕鬆舒適的姿勢，相信大家應該感覺得到身體不再用力，湧上胸口的高亢意識也開始慢慢沉靜。最後再進一步透過全身放鬆運動，讓意識穩定於肚臍下的一點。這種相對於「高亢」的狀態，稱為「鎮靜」。

不增加手臂、肩膀的負擔

輕鬆搬運重物

用繩子將成堆的報紙與雜誌捆綁起來，並拿到垃圾場時，會感覺手臂好累、肩膀好痛……

失衡的不良姿勢難以支撐身體，不僅白費力氣，還會造成身體負擔與疲累。

搬運重物的訣竅在於使用全身，而不是單用手臂的力量。先讓身體盡量靠近重物，稍微彎曲膝蓋後再用手拿起來。

想要減輕提重物時的身體負擔，必須先從確認站姿開始。

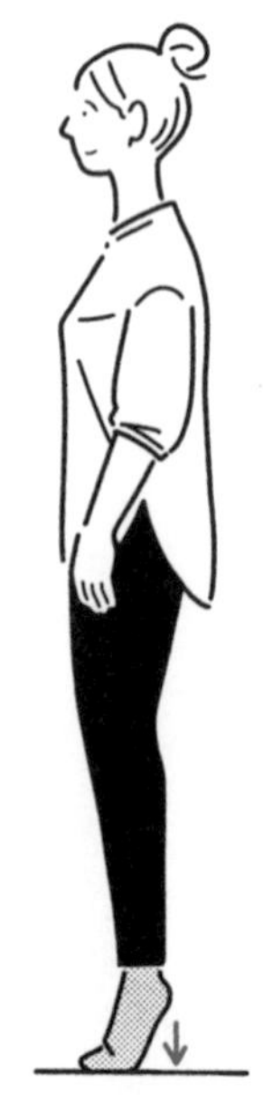

①

先透過踮腳尖站立確認姿勢

踮腳尖讓氣運行至腳趾，然後慢慢放下腳跟。當氣運行至腳趾，身體自然能支撐重物。

直接「站起身」就可以了，輕鬆不費力的程度會令人感到驚訝。

手肘稍微放鬆才是自然狀態，請務必留意，硬伸直手肘反而會造成負擔。

在《朝一》的直播節目中，特別安排參加來賓左右手各拿一個二十公斤的重物，合計四十公斤。

起初大家都顯得很吃力，但讓他們以踮腳尖站立確認好姿勢後再試試看，每個人都毫無負擔地輕鬆提起，現場也頓時響起此起彼落的驚呼聲。

②

靠近重物，
用全身提起來

盡可能讓身體靠近重物，輕微彎曲膝蓋後用手拿起重物，然後直接站起身。

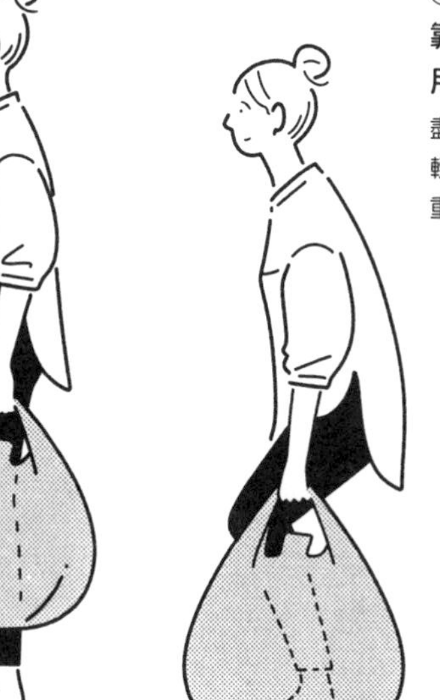

意識小指側

輕鬆抓握東西

拿東西時還有另外一個重點，那就是「有意識地以小指側抓握」。

「小指側」是指從小指側面經手腕連接至軀幹的直線。有意識地以小指側抓握東西，即使不用力緊握，也能以最小限度的肌力支撐；相反的，用力抓握時通常使用拇指側，由於拇指側的直線連接至肩膀，因此容易對肩膀造成負擔。

×

緊緊握住吹風機

無意識地緊緊抓握，容易造成上臂和肩膀額外施力。

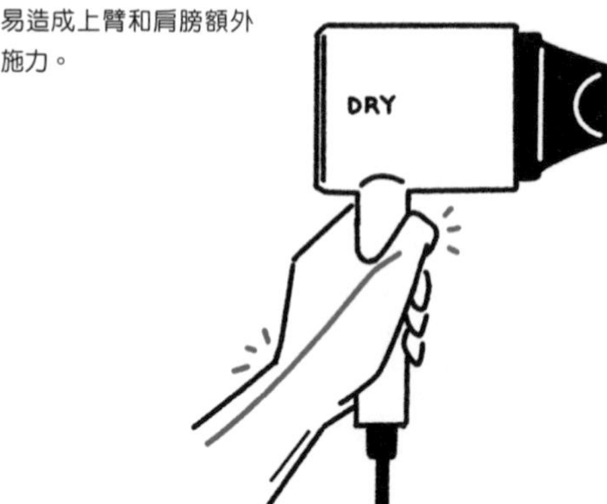

抓握東西時，將意識擺在小指側，以小力量發揮大威力。

我們日常生活中常拿取吹風機、杯子等較輕的東西，但由於不停重複相同的動作，小負擔逐漸累積成大負擔。假設我們能多多意識使用小指側，對身體造成的負擔將減輕許多。

《朝一》節目中，肌電圖量測研究員針對「有意識地以小指側抓握」和「有意識地以拇指側抓握」進行測量，發現意識小指側的抓握方式只需要較少的肌肉活動量，即可發揮極大力量，意即「以小力量發揮大威力」。

但是，請大家特別留意，並不是「以小指抓握」。請使用「小指側」，而不是使用「小指」。

○

意識小指側，
輕輕抓握

以小指側輕輕抓握，手腕能輕鬆抬起，動作更加靈活。

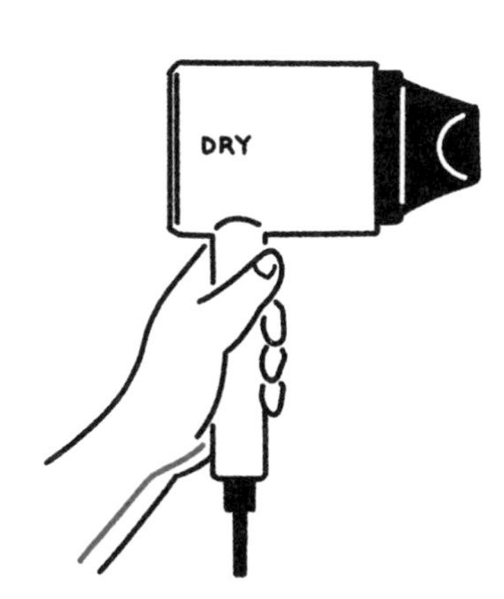

料理三餐變輕鬆

有效率地使用器具

使用平底鍋或菜刀等烹煮器具時，同樣先確認基本站立姿勢，然後有意識地以小指側抓握，不僅不會白費力氣，也比較不容易疲勞。緊握器具只會導致身體額外用力，造成姿勢失衡的同時，徒增無意義的力氣。

日常生活中使用的物體重量較輕，但早中晚不停重複相同的動作，持續累積微小的疲勞，總有一天也會造成身體不適。

輕輕抓握菜刀

先進行全身放鬆運動，釋放力量後再輕輕拿起刀柄，移動菜刀時隨時意識小指側。

不要緊握器具，而是以小指側輕輕抓握，就能不耗費多餘力氣，輕鬆使用器具。

用力抓握菜刀使意識轉移至拇指側，揮舞菜刀的動作會反應至肩膀和背部。若能輕輕抓握刀柄，並將意識擺在小指側，不僅不會白費力氣，也能以最小限度的力量切菜。

「青山Karasu亭」是一家位於東京麴町的有名西餐廳，老闆古屋隆之先生熱衷於練習身心統一合氣道。從學徒時代開始，古屋先生手持平底鍋的次數多到數不清，他在身心統一合氣道的演練過程中學到「有意識地以小指側抓握」時，發現這與料理界中指導的烹飪器具拿取方式有異曲同工之妙，令他相當驚訝。可見這是連專家都很震驚的祕密。

○ 意識小指側輕輕抓握

先進行全身放鬆運動，釋放力量後，意識小指側並輕輕抓握器具。

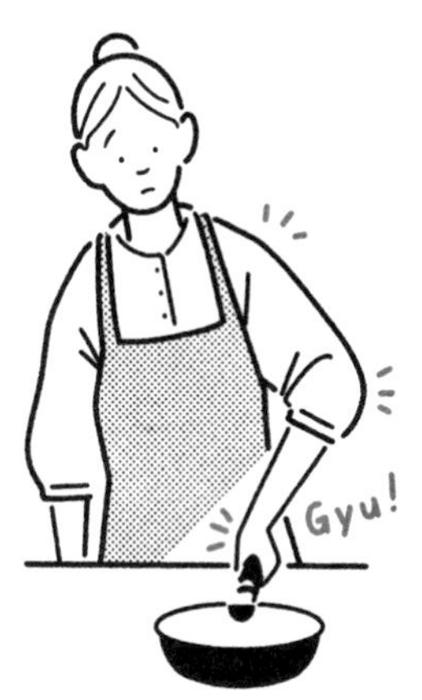

× 用力緊握器具

用力緊握，容易造成手腕疲勞。

靠近置於遠處的餐具

洗碗不疲勞

是否很多人對飯後必須洗鍋碗瓢盆感到鬱悶呢？不自然的身體使用方式，還會誘發肩膀、背部和腰部的疼痛，讓人更加煩惱。

首先，請確認基本站立姿勢。然而，以這個姿勢為起點，伸手拿取、搬運餐具時，會因受限於姿勢，一旦超過「觸手可及的範圍」一拿取遠處的餐具，就容易因為姿勢失衡而造成身體用力。這時，我們可以透過氣的關鍵在於縱使覺得麻煩，也要向餐具靠近一步。

×

伸手拿取

置於遠處的餐具洗滌

伸手拿取離自己較遠的餐具時，容易因為姿勢失衡而造成身體用力。

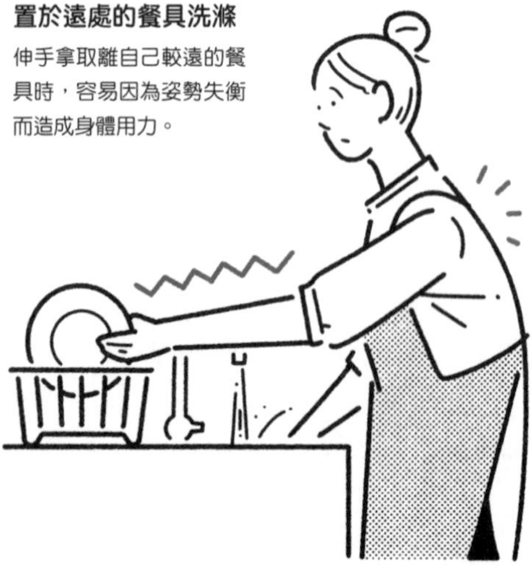

測試（↓P58），確認手可以伸長至什麼程度（合理範圍內）。

拿取置於遠處的餐具時，其實只要向前靠近一步，就能維持平衡姿勢，又無須額外白費力氣。若是覺得麻煩而不願意向前靠近、不斷伸長手做事，只會徒增疲累。

當我們拿取貴重物品時，通常會靠近一步並小心謹慎地捧著，不會從遠處伸手。同樣的道理，若不小心翼翼地對待每一個餐具，容易在不知不覺間以失衡的不良姿勢從事各項作業。

「愛物惜物」是自古傳承的精神，實際上也是為了善待自己的身體。

○

洗碗時
向餐具靠近一步

只需向前靠近一步，就能維持平衡姿勢且不必額外使用力量。盡可能將餐具擺在身體周圍。

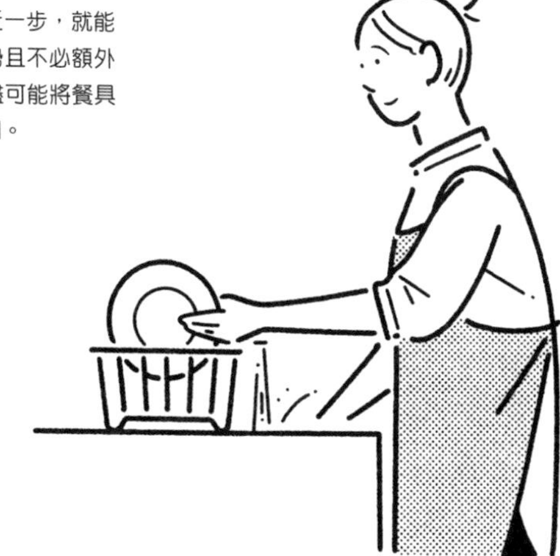

肩膀不再僵硬

輕鬆晾衣服

晾衣服時，站立位置也非常重要。值得注意的是，我們通常會為了將衣服晾得遠一些而不自覺伸長手臂，但這容易造成姿勢失去平衡，使身體額外施力。千萬不要嫌麻煩，晾衣服時盡量靠近目標場所，身體承受的負擔肯定能大幅減輕。定點晾衣服看似有效率，但其實不然。

另一方面，舉手動作中「意識」也占有一

高舉手時，請使用全身的力量，而不是僅單靠手臂。

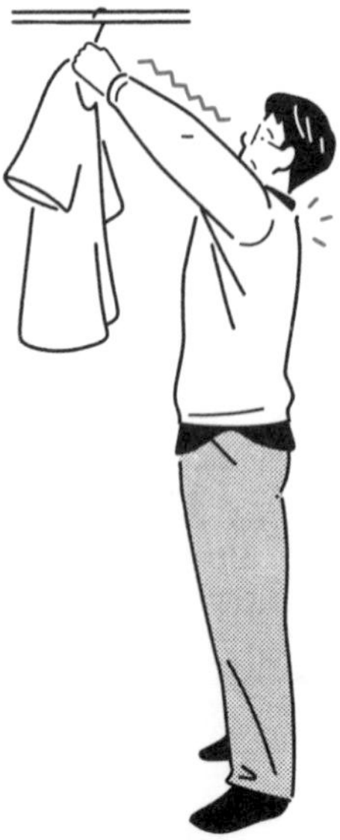

✕

伸長手晾衣服

將衣服晾在高於視線的地方時，伸手之際會不自覺地提高意識。

席重要地位。將衣服晾在高於視線的地方時，伸手之際會不自覺地提高意識，容易處於情緒較高亢的狀態。一旦姿勢受到干擾，伸手動作便會造成肩膀和背部的負擔。確認好肚臍下的一點後再提起手臂，就能避免意識高亢，以平衡良好的姿勢活動雙手。

拿取置於高處的東西或換電燈泡時，也是基於同樣的道理。抬起手時會提高意識，造成姿勢紊亂。失衡的不良姿勢無法支撐身體，這時再拿取重物，只會增添身體負擔。

○

調整全身姿勢晾衣服

盡量靠近要晾的位置，確認好肚臍下的一點後再提起手臂，比較不會增加手臂和肩膀的負擔。

使用全身

快速吸地板

使用吸塵器打掃環境時，緊握把柄易使身體用力而姿勢失衡，也會額外使用力量。這也是打掃完會覺得筋疲力盡的原因。

使用吸塵器打掃之前，首要之務是確認基本站姿。接著有意識地以小指側抓握吸塵器把柄，並留意在合理範圍內活動雙手。這些簡單的事前準備，有助於大幅減輕身體所承受的負擔。

不要只用手臂的力量，維持全身平衡，靈活使用吸塵器。

×

額外花費力氣在使用吸塵器上

用手緊握吸塵器把柄，導致姿勢歪斜。

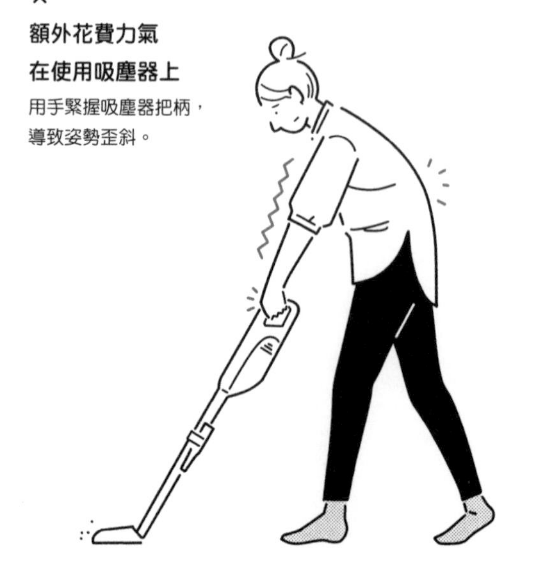

推出吸塵器時，吸塵刷毛會收集垃圾；拉回吸塵器時，垃圾會經軟管進入集塵袋中。無論推出或拉回，一旦基礎姿勢失去平衡，就容易變成只靠手臂力量在驅動吸塵器，額外使用力量而造成疲勞。此外，吸地時用力將吸塵刷頭壓於地面上，反而會造成吸力減弱。因此關鍵在於讓吸塵刷頭平行於地面，輕輕貼於地上順暢滑動。

近年來吸塵器不斷進化，不需要用力就能輕鬆推動。請務必先確認姿勢和抓握方式，才能善用這些清潔工具，輕鬆打掃環境。

○

不額外費力地
使用吸塵器

確認基本站姿，意識小指側抓握吸塵器把柄。

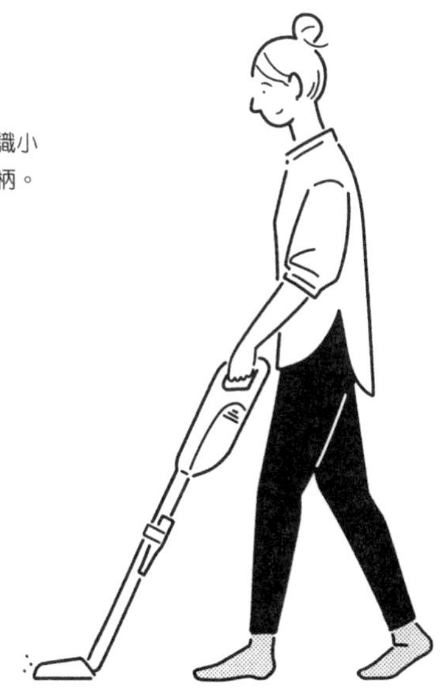

疲勞連同髒汙一掃而空

擦拭祕訣

擦拭類工作並非用力就好，無意義地用力可能反而造成髒汙不易脫落，搓擰抹布時又是另外一大工程。擰抹布時多意識小指側，只需要一點點力量便能確實擰乾。

接著確認站立姿勢，以維持平衡的姿勢拿抹布。

伸長手擦拭遠處家具時，身體會因失衡而必須額外用力。所以即便只是擦拭工作，身

擰抹布時，意識擺在小指側。

×

額外花費力氣
擰乾抹布

使勁力氣擰抹布，反而導致手腕、手臂、肩膀和背部額外用力。

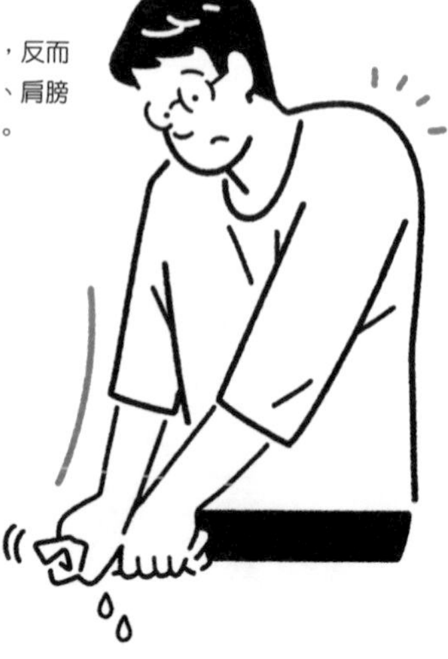

體位置也很重要。除此之外，手部動作也是一大重點。從指尖開始活動最為自然。以抓搔頭皮為例，大家都先從哪個部位著手呢？握手時又是如何呢？應該都很自然地從指尖開始吧！

先前說明藉由「站立姿勢」讓氣運行至腳趾尖，這裡則是要讓氣運行至手部前端，亦即指尖。隨意驅使指尖活動，不僅無法清除髒汙，還容易增加手腕和手臂負擔。只要腦中有從指尖開始活動的畫面，自然能夠輕鬆活動雙手。

○

意識小指側

擰乾抹布時，將意識擺在小指側，自然不會額外白費力氣。

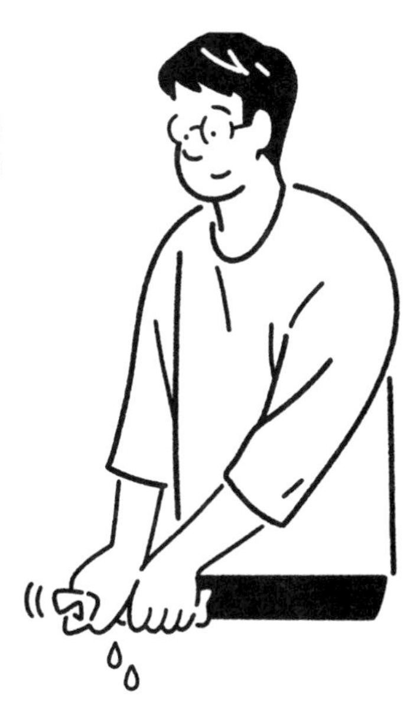

不需挺直背脊也OK

不疲勞坐姿

現代人經常需要整天坐在椅子上，但其實這個動作本身就是不自然的行為，長時間久坐會對身體造成巨大的負擔。儘管如此，仍舊有不易產生負擔的坐姿可以解決這個問題。

方法其實非常簡單。確認站立姿勢後，進行全身放鬆運動，確認身體每個部位都沒有額外用力後，順勢坐在椅面上。這時，薦骨

關鍵是在於坐在椅面上時，薦骨呈直立狀態。

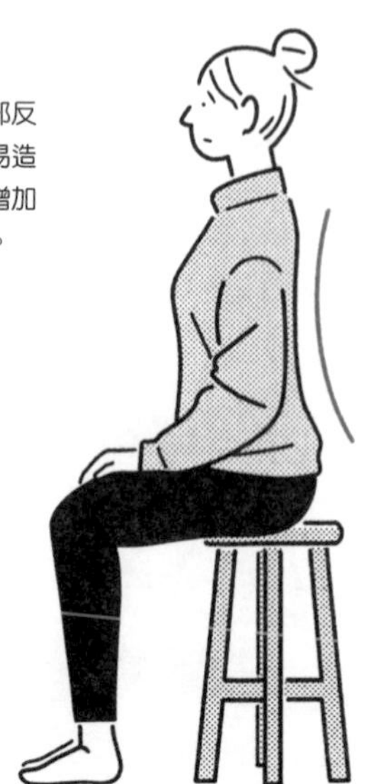

×

背部向後反折

為了避免駝背，背部反而微微向後反折，易造成身體無謂用力，增加背部和腰部的負擔。

（位於尾骨上方）應該呈直立狀態。關鍵正是保持薦骨直立，這樣就不需要額外挺直背脊。施加重量於雙肩上時，身體若是沒有感覺到任何負擔，即是良好姿勢。除此之外，每隔一段時間站起來重複同樣步驟，效果會更好。需要久坐辦公桌前、看電影、看舞台劇時，建議坐下之前先進行確認。坐在可調式椅背的椅子上時，請先不要倚靠椅背、穩坐於椅面上，在這個狀態下確認好姿勢。確定施加重量於雙肩時不會造成身體負擔後，再依個人喜好調整、倚靠椅背。淺坐於椅面又將背部靠在椅背上，容易造成腰部極大的負擔。

○

以輕鬆的姿勢
坐在椅子上

保持薦骨直立，坐在椅面上，身體就不會有任何負擔。此時，可再確認頭部、肩膀是否位於自然位置。

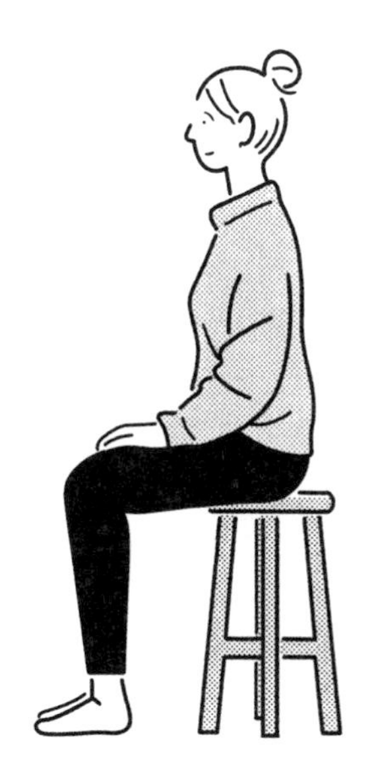

長時間久坐也不難受

不發麻跪坐法

現代人大部分的時間都坐在椅子上，當突然需要跪坐時，往往會感到驚惶失措。

相信肯定有人在法事等儀式中，因為長時間跪坐而雙腳發麻，一動也不能動。

跪坐時應該先立膝跪地，讓腳趾尖垂直於地面。這時，請同伴從側面觀察自己的姿勢。Part 1中解說過不少人「為了避免駝背」，反而變成上半身向後反折的姿勢，可

跪坐並非人人做得來，需要一段時間適應，平時就要經常確認坐姿。

×

背部向後反折的狀態

背部承受負擔，雙腳很快就發麻。

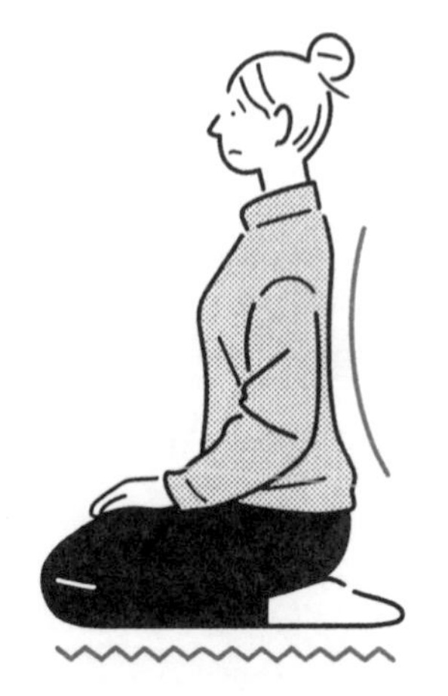

以請同伴幫忙確認是否反折了。接下來，上下移動肩膀，確認肩膀的自然位置；向左右兩側轉頭，確認頭部的自然位置。這時，即使在雙肩上施加重量，身體也能確實支撐；從前方推壓身體，也能保持平衡。

確認工作完成後，再讓腳趾尖平行於地面，緩緩將臀部落在雙腳上。關鍵在於放慢動作，而非隨便坐下。一旦重量落在後方，造成腳趾尖的血流受到壓迫，很快就會腳麻。緩慢地將臀部落在雙腳上，既能維持平衡姿勢，也不會壓迫腳趾尖。如此一來，身體不容易疲勞，雙腳也不會發麻。

○

不會增加負擔的狀態

身體保持平衡，從前方推壓也不會失去平衡。

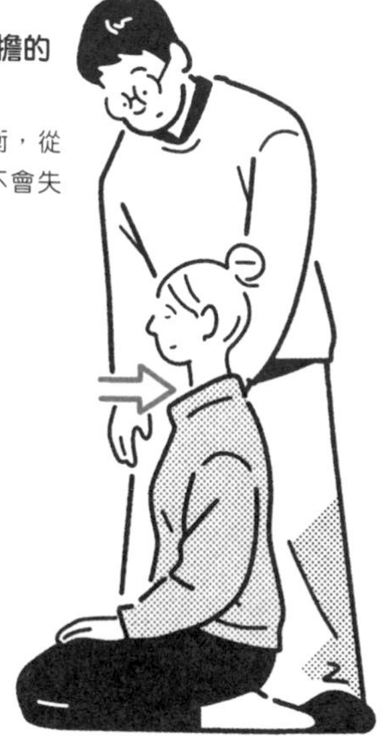

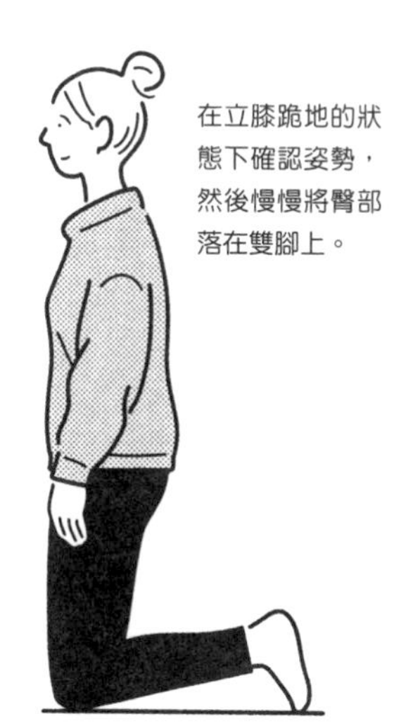

在立膝跪地的狀態下確認姿勢，然後慢慢將臀部落在雙腳上。

不抵抗搖晃

搭捷運不疲累的站立方式

搭乘電車或公車時，若車上有座位，請參照椅子坐姿篇來確認姿勢（↓Ｐ82）。即便長時間久坐，應該也能感覺到疲勞程度的不同。尤其有腰痛舊疾的人更需要確認姿勢。我經常搭乘新幹線移動，不時確認坐姿才不會造成旅途中的疲累。

而站在車廂內時，首要之務是確認站姿。抓住把手拉環時不要用力緊握，關鍵在於意

即使在擁擠的車廂內遭到四面八方的推擠，只要有身體的中心點支撐，就不會衍生負擔。

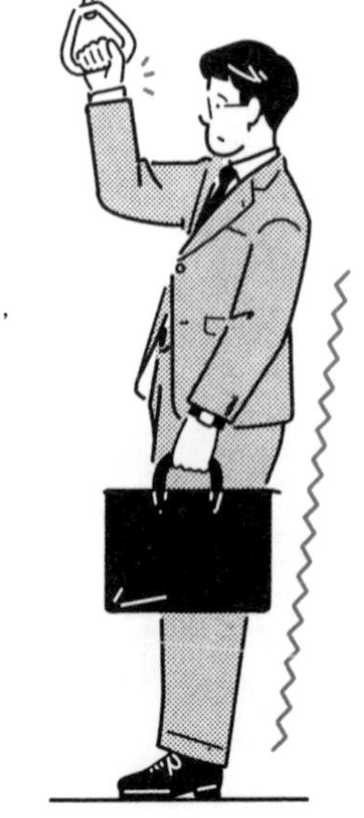

×

過度依賴把手拉環，反而造成身體負擔

依賴把手拉環來維持平衡，身體容易額外出力。

識小指側並輕輕抓握。這麼做並不是為了保持平衡，而是為了預防電車急煞造成失衡。對抗電車的搖晃時，身體會因為出力而承受負擔。在擁擠的車廂內難免遭到來自四面八方的推擠，若身體一直處於用力狀態，容易形成巨大負擔。當負擔一再累積，可能光是移動就會感到疲累不堪。

最好的方式是不要抵抗電車的搖晃，以肚臍下的一點為中心保持平衡，身體柔軟地隨之擺動也沒關係。如此一來，身體不會額外用力，就不容易感到疲勞。

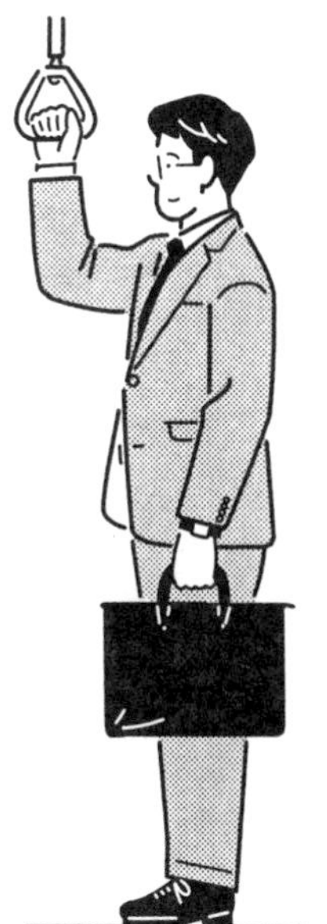

輕輕抓握

不要用力抓握，意識小指側並輕輕抓握。

臀部不再疼痛

騎腳踏車方式

本篇將以日常生活中經常使用的腳踏車（淑女車）為例。騎乘腳踏車時，請參照「椅子坐姿篇」（↓P82）確認緩緩坐在腳踏車座墊上的姿勢。關鍵在於臀部要坐滿整個座墊，若臀部僅落在座墊前方，容易因為身體距離握把太近，而變成不良的騎車姿勢。

確認姿勢後，調整座墊高度。理想狀態是

×

疲累的騎乘方式

膝蓋伸直，以足弓位置踩踏板，這種方式多半使用腳部力量，騎久了容易疲累。

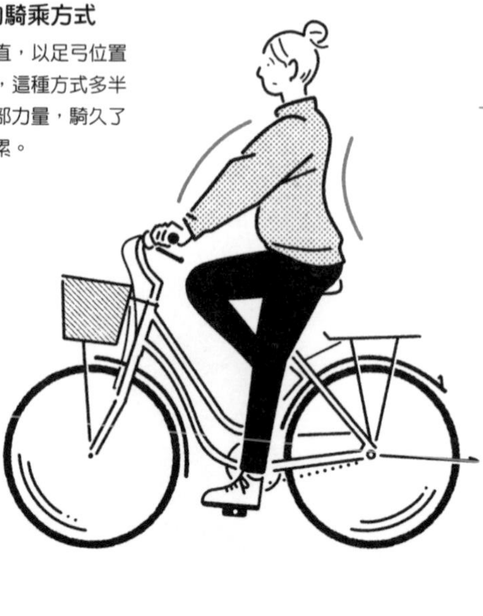

維持平衡的姿勢，善用全身力量。

踏板位於最低處時膝蓋微彎，這樣的高度最有利於力量傳導。讓膝蓋完全伸直，反而容易增加膝蓋的壓力。若後座乘載小孩時，為避免突如其來的失衡導致摔車，建議稍微降低座墊高度。腳踏車的把手略高於座墊，將雙手置於把手上時，務必確認放置位置是否會造成身體失去平衡。

雙腳置於踏板上時，若以足弓或腳跟踩踏，無法確實傳導力量。踩踏板時，請不要只用雙腳的力量，而是要以全身力量踩踏。不需要特別意識是否有用上全身的力量，只要採取平衡的姿勢，自然會以全身力量踩踏板。

○

順暢輕快地踩踏板

確認完基本姿勢後，調整座墊高度，讓踏板來到最低處時，膝蓋呈微彎狀態。不要讓手臂一直呈伸直狀態。

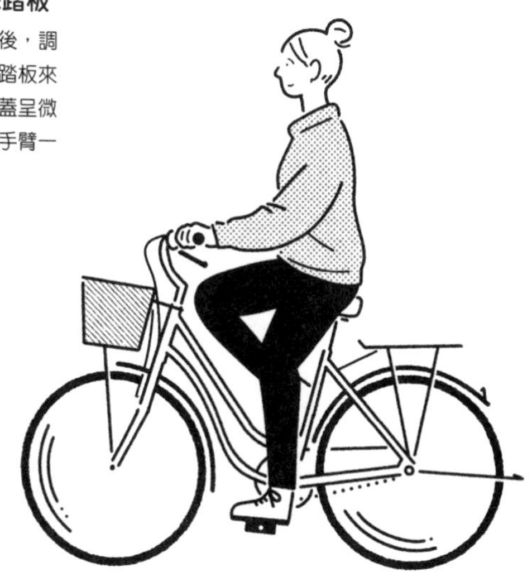

享受長途開車

不疲勞駕駛

長時間開車容易造成疲勞，這多半是因坐姿引起。坐在駕駛座時，務必確認坐姿（「椅子坐姿篇」↓P82）。靠著椅背也沒關係，但關鍵在於薦骨要直立。於雙肩施加重量時，身體能夠毫無負擔地支撐，就是最佳姿勢。建議也事先確認頭部的自然姿勢。接著，用雙手握住方向盤，確認手臂是否自然伸出即可。若是必須出力伸長手才搆得到方

確認坐姿，以及手臂、肩膀和頭部的位置。

×

增加腰部、肩膀和手臂負擔的駕駛姿勢

雙手伸向遠方抓握方向盤，不僅造成手臂疲勞，也增加肩膀負擔。

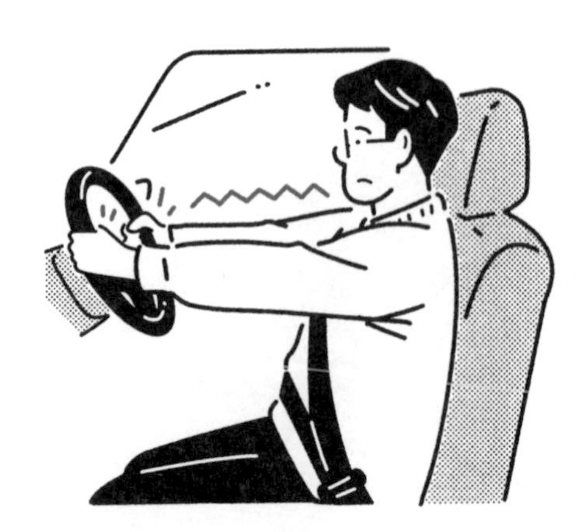

向盤，恐會打亂最佳姿勢。此外，握住方向盤時要意識小指側且輕輕抓握，不要用力緊握，這樣轉動方向盤時才不會增加手臂和肩膀的負擔。

我曾在汽車製造商的試駕員訓練會上，指導駕車的相關姿勢。讓試駕員於各種條件下駕車，找出任何行駛過程中會產生的不適感。

這家汽車製造商非常重視駕駛的感受，致力於尋找從數據中看不出的細微問題。當駕駛與汽車合為一體時，自然能察覺那種感受。平衡的姿勢與自然的身體使用方式，有助於避免疲勞駕駛。

○

長時間也不會疲勞的駕駛姿勢

坐著時保持薦骨直立，意識小指側並輕輕抓握方向盤。

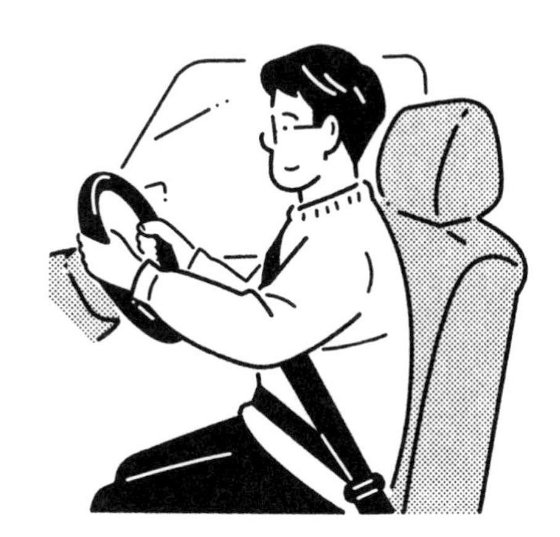

姿勢不紊亂

快速書寫方法

隨著電腦與智慧型手機的普及，使用鉛筆或原子筆寫字的機會逐漸減少，但日常生活中仍舊少不了需要親筆書寫的場合。而喜歡振筆揮毫的人，甚至會使用毛筆寫字。

站著書寫的情況下，請先確認站姿；坐著書寫的情況下，則先確認坐姿。接下來，為了避免開始寫字就打亂身體姿勢，請先確認能夠靈活移動雙手的範圍。

不要用力握筆，意識小指側並從筆尖開始移動。

×

緊握筆桿，手臂和全身都有負擔

用力握筆書寫，只會徒增手臂、肩膀、背部等負擔，容易造成疲勞。

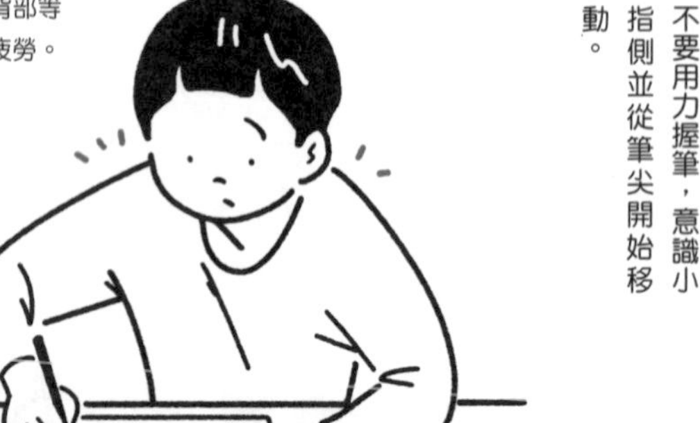

最後確認拿鉛筆、原子筆或毛筆的方法。

不要用力緊握，輕握筆桿就好。雖然小指沒有直接接觸筆桿，但還是要意識到使用小指側，重點在於靈活使用小指側。

在「擦拭祕訣」（↓P80）中說過，要從指尖開始活動；但使用鉛筆、原子筆或毛筆時，需從筆尖開始移動。這樣才不會徒增手臂、肩膀和背部等身體的負擔。

即便長時間書寫，也比較不容易疲累。

○

輕握筆桿，
從筆尖開始移動

確認基本姿勢後，輕握筆桿。小指沒有直接接觸筆桿也無妨，重點在於靈活使用小指側。

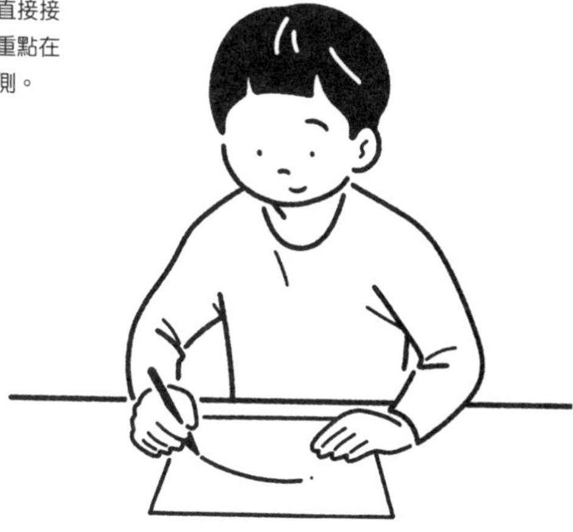

不白費力氣且動作輕盈
走路、跑步、上下樓

走路時，會有短暫以單腳站立的瞬間，這時若意識左右擺動，容易造成身體失衡而傾向外側，試圖再次恢復平衡以利前進時，便勢必損失精力。精力一點一滴地消耗，久而久之會演變成疲勞。

走路之前，先嘗試以單腳站立。非得傾斜軸心腳和上半身才能維持平衡的人，通常於提起足部的瞬間，意識就開始左右擺動。確

「走路、跑步」是全身運動，並非只使用雙腳，而是均衡使用整個身體，因此有助於維持身體健康。

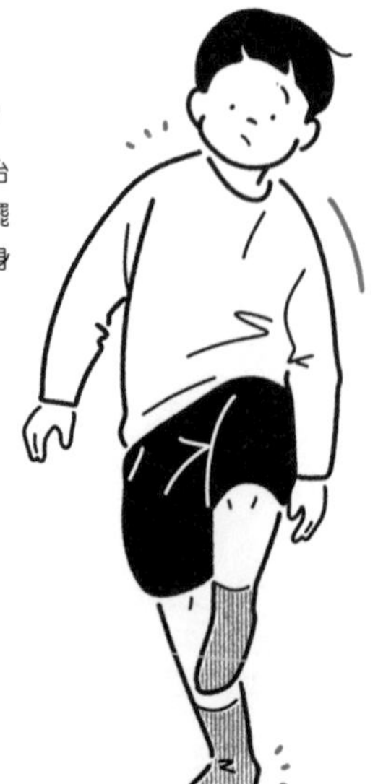

×
沒有維持身體平衡，走路時容易感到疲勞

以單腳站立時，意識在抬腳的瞬間便朝左右兩側擺動，導致軸心腳和上半身傾斜。

認站姿，讓內心沉靜於肚臍下的一點後再以單腳站立，不僅能平穩提起腳，也不容易左右擺動。在這個狀態下，並非「驅使雙腳移動」，而是以「從肚臍下的一點開始啟動」的感覺向前移動。如此便可以自然地以腳跟先著地，並順勢將體重移動至腳尖。「走路」並非只是雙腳運動，而是全身運動，但只將注意力擺在移動雙腳上的人還不少。唯有從肚臍下的一點開始啟動，才能全身一起動。

基於這個論點，跑步、上下樓梯時也先確認站姿，再從肚臍下的一點開始啟動，才能不白費力氣地向前進。

○

靜下心後
再開始向前走

讓內心沉靜於肚臍下的一點後再提起腳，就能平穩地抬腳，不會左右擺動，能夠全身順利地向前進。

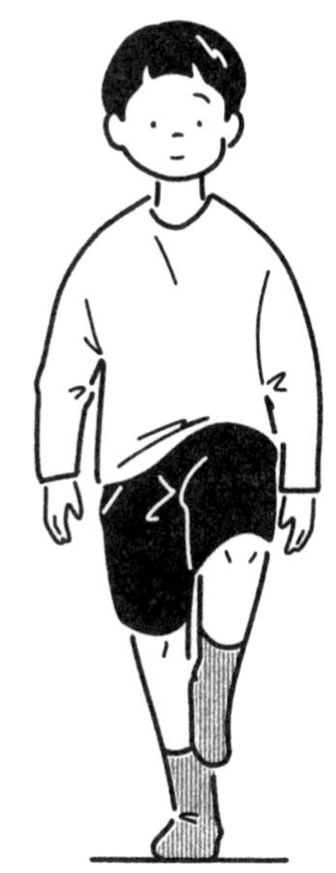

搬運重物也輕輕鬆鬆

以全身力量推手推車&購物車

讓手推車和自己「合為一體後再移動」，最不容易造成身體負擔。

大家是否有過這樣的經驗呢？捆好報紙和雜誌，再以手推車運送後，感到手臂疲勞、肩膀痠痛。這可能是因為姿勢不當而失衡，單用身體某一部位所致。推動手推車時，若雙手不自覺地緊握把手，並以手臂的力量推動，就會過度使用額外的力量而筋疲力竭。

以手推車搬運重物時，同樣要先確認站姿

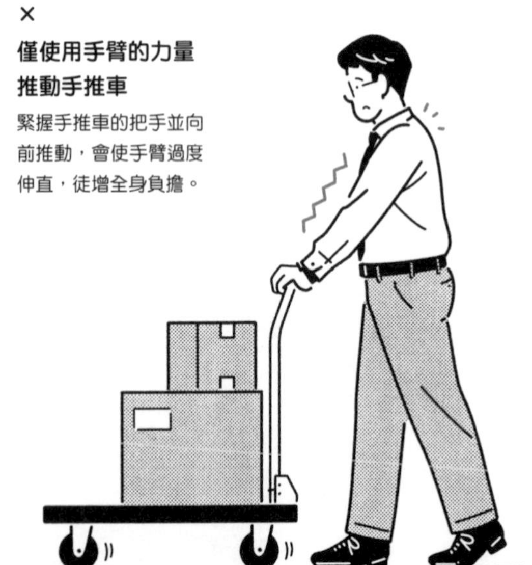

×

僅使用手臂的力量推動手推車

緊握手推車的把手並向前推動，會使手臂過度伸直，徒增全身負擔。

是否為平衡姿勢，再確認站立位置。伸手時身體仍能保持平衡，並且站在容易傳導力量的位置，才是正確的。接著，意識小指側，輕輕握住把手。準備就緒後，從肚臍下的一點出發，以全身力量推動手推車。這時應該能感覺出是整個身體在推動，而不是單用雙手的力量。

當然了，手推車本身的穩定度也很重要。最重的物體置於靠近把手側的最底部，讓手推車的四輪確實著地；搬運容易傾倒的物體時，則用繩子牢牢固定。不要一次搬運太多東西。

○

以全身力量
推動手推車

確認基本姿勢後，意識小指側並輕輕握住把手，從肚臍下的一點出發，以全身力量讓推車向前移動。

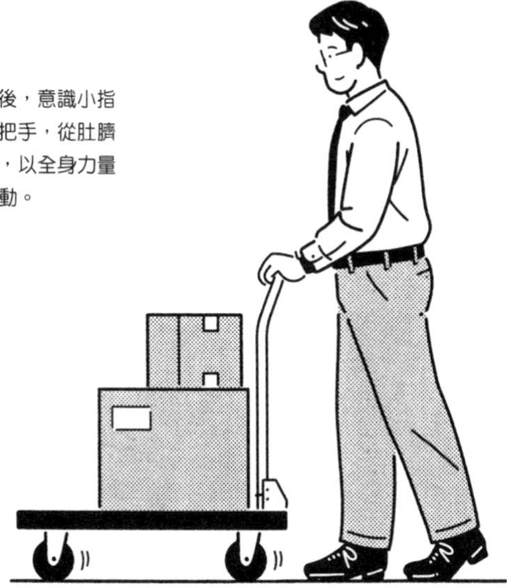

用全身抱小孩

手腕、手臂和肩膀不再痠痛

抱幼兒期的小孩時，同樣需要先確認平衡姿勢，關鍵是要在抱起小孩之前就先確認姿勢。單靠手臂力量抱小孩，不僅容易疲累，還會使手腕、手臂和肩膀痠痛。以上半身向後反折或前彎的姿勢抱小孩，都容易引發腰部疼痛。隨著小孩的成長，身體的負擔會更大，所以正確的站立姿勢非常重要。

抱小孩時，先靠近小孩，再將其擁入懷

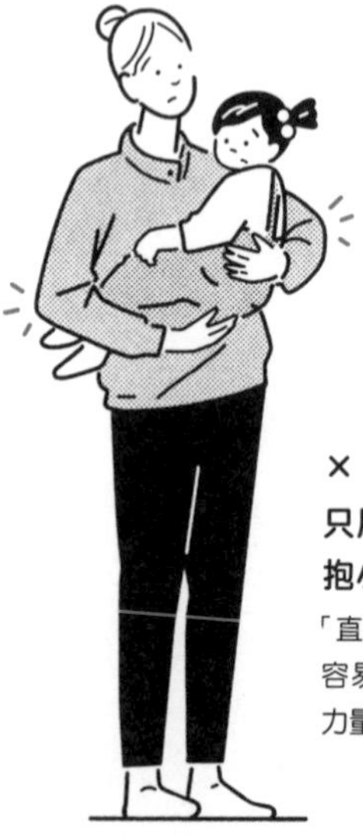

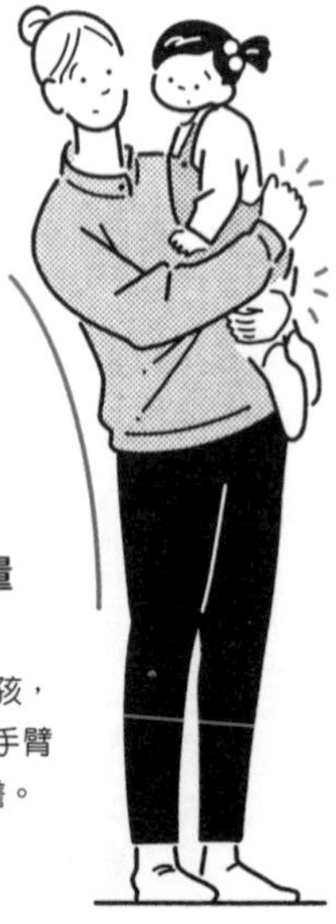

確認站立姿勢後，以包覆般的方式用全身支撐小孩。

×

只用手臂力量抱小孩

「直接抱起」小孩，容易因為單用手臂力量而產生負擔。

中，從肚臍下的一點開始站起身。「直接抱起來」是只用手臂力量的動作，容易產生負擔，應該用整個手掌輕柔地托起小孩的後頸與臀部，如同包覆般支撐小孩的重量。感覺與孩子合為一體，才是最佳的抱小孩姿勢。如果小孩的重量沒有跟自己合為一體，容易因為姿勢失衡而造成負擔。

長時間維持相同姿勢也會形成負擔，改變抱法能有效減少疲累。

抱小孩是一種與小孩雙向溝通的交流方式，抱的人沒有負擔，被抱的小孩也才會有滿滿的安心感。

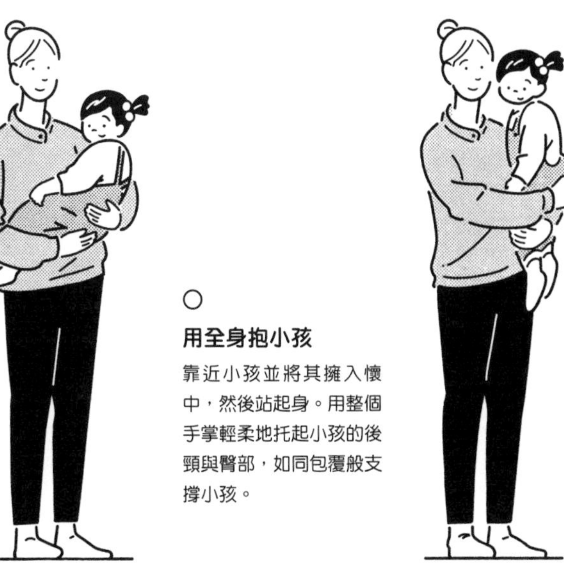

○

用全身抱小孩

靠近小孩並將其擁入懷中，然後站起身。用整個手掌輕柔地托起小孩的後頸與臀部，如同包覆般支撐小孩。

理解對方的過程

理解對方不僅適用於身心統一合氣道，也是日常生活中溝通交流的基礎。若不抱持理解他人的心，人際關係上易生嫌隙。

不少人藉由學習身心統一合氣道，改善家庭、學校、公司裡的人際關係。透過技法演練，訓練自己理解對方。

接下來為大家介紹「身心統一合氣道五原則」，此為理解對方並進一步引導的具體過程。雖然是合氣道技法的重要原則，卻也和我們的日常生活有密不可分的關係。

一　運氣
二　了解對方的心思
三　尊重對方的氣場
四　站在對方的立場
五　率先窮行

「運氣」是指氣運行至全身，身體和天地自然地合而為一的狀態，正因為如此，才能「了解對方的心思」。氣的流動一旦停滯，就無法確實做到這一點。

了解對方的心思後，尊重對方的動向即「尊重對方的氣場」。然後「站在對方的立場」，便能與對方朝同一個方向移動。

完成這個階段後，就剩下毫不迷惘的親自實踐「率先窮行」。

一般寫成「躬行」，但這裡為了表現「窮（貫徹決心）其行」之意，所以改用「窮行」。

由於理解了對方，便能合為一體，與對方同步調行動。

Part

3

藉由呼吸
調節心靈

身體的使用要領，是源於心的使用方法。

本章將從合氣道的理論出發，

介紹讓身體活動更加容易的心靈使用方法。

壓力大時情緒高亢

⋯⋯▼透過呼吸控制情感

情緒難免受到周遭無心之言的影響，但同樣的刺激，不見得每個時候的感受都一樣。心理狀況良好時，我們可能對外在的刺激絲毫不在意；狀況不好的時候，卻好比尖刺一樣扎在心上。

為一點小事擔心不已時，容易覺得有壓力。壓力愈大愈容易誘發身體不適，進而演變成另外一種壓力。這種惡性循環必須適度停止。

對刺激產生過度反應時，意識會一股腦地衝到頭頂，此即「**情緒高亢狀態**」。

《朝一》節目中登場的尚子女士一家人全都陷入這種狀態中。原本一家人和樂融融，但隨著新冠肺炎疫情的持續擴大，丈夫信隆先生在家遠距辦公，不得不將工作帶回家裡。

礙於空間有限，家人之間難以保持適當距離，朝夕相處下慢慢變得焦躁不安。長時間處於高亢狀態下，一點點小噪音也會挑動敏感神經，因此一整天都十分焦慮。

前往公司上班，或者另外設置一個工作區，能夠改變環境當然最為理想；但現實生活中，多數家庭無法做到這一點，必須在現有環境中想辦法克服這個問題。

這也是這個節目最大的主題，我必須思考如何改善這種情況。

控制情感原本就是一件非常困難的事。極力壓抑自己不要焦躁不安，反而更容易焦慮。心不具任何「形體」，因此無法掌控。

但幸運的是，**情感與「呼吸」**有密不可分的關係。**透過平穩呼吸，有助於讓焦躁不安而動搖的情緒平靜下來**。

基於這一點，我請妻子尚子女士、丈夫信隆先生和兩人的女兒先做到平穩呼吸。

大約一個星期後，情況怎麼樣了呢？尚子女士表示環境本身沒有改變，但她漸漸不太在意之前一直感到惱人的噪音。

信隆先生和女兒也表示，尚子女士情緒焦躁的次數大幅減少。這實在太好了！

而且自節目播出後的一年，這效果仍然沒有消失。

這可是貨真價實的成效。

接下來這個章節中，我將為各位介紹尚子女士一家人究竟如何辦到的。

意識高亢使刺激感受更強烈

在《朝一》節目中，我請尚子女士一家人前來道場體驗。擊打拍子木發出「鏘！」的聲音後，因為回音的關係，使道場裡迴盪著巨大聲響。

我請尚子女士回想最近的種種焦躁不安，並在她意識高亢的狀態下擊打拍子木。我問她「妳聽到什麼聲音？」，她告訴我「聲音讓我的耳朵很痛」、「感覺整個人跟著震動」。

接下來，我請尚子女士輕緩地吐氣，緩和高亢情緒後，再次擊打拍子木。這次她告訴我「聲音很溫和」、「感覺聲音穿透整個人」。明明是同樣的聲音，卻給人完全不一樣的感受，這次的體驗讓尚子女士相當驚訝。

請大家將「拍子木的聲音」視為日常生活中的某個事件。或許是某人不經意的一句話，或是不如預期中發展的某件事。負面事件更容易放大這種刺激。

當意識處於高亢狀態時，會強烈感受到來自四面八方的刺激，有時甚至會增強好幾倍。因此，**如何改善高亢狀態並減輕壓力，才是最重要的關鍵**。

意識高亢的原因大致分為兩種：一種是**不自然的姿勢和無端用力等「身體狀態」所引起**；另外一種是**緊張和意志動搖的「心理狀態」所引起**。

心理和身體本該是一體，不可分割，但可以各自從身體面或心理面擬定具體對策。

從身體層面來看，Part 1中介紹過的全身放鬆運動對解決「高亢狀態」非常有效。

確認站立姿勢後，確定擺動指尖的震動運行至全身，即可慢慢停止。這時候應該能感覺到身體變輕鬆。身體不再無意義用力，自然能擺脫高亢狀態。

從心理層面來看，「平穩呼吸」則是能夠有效解決「高亢狀態」的好方法。身心統一合氣道的「**氣的呼吸法**」就是一種平穩呼吸的方法。

我請尚子女士一家人體驗氣的呼吸法——「輕鬆舒服地吐氣」，並請他們每當日常生活中有困擾的事發生時，便執行這項呼吸法。

根據尚子女士的說法，她對事物的「感受」有了極為明顯的改變。

現在就請你也來嘗試一下吧！

不受情緒影響的呼吸法

▼氣的呼吸法

平常你都怎麼呼吸呢？除非特別針對呼吸法或發聲進行練習，否則很少有機會確認自己的呼吸方式，多數人都是無意識地自主呼吸。那麼先讓我們來確認一下自己的呼吸狀態。

現在正在看書的你，呼吸狀態平穩嗎？還是很紊亂呢？是深呼吸？還是淺呼吸？

心理狀態會表現在呼吸上，排除身體不適的狀況，若呼吸變短變淺，代表心理處於紊亂失序的狀態。由此可知，緊張、焦慮時，呼吸通常會變得急促、短暫。

呼吸好比一面鏡子，能立即反映出當下的心理狀態。

不強迫控制，輕鬆舒服地呼吸

這次反過來思考，你在什麼時候呼吸最輕鬆舒服呢？先排除健康狀況不佳的時候，任何人肯定都有舒服吐息的瞬間，請仔細觀察這時的吐氣方式。

喜歡登山的人每當爬上危險的陡坡、視野頓時豁然開朗時，都會情不自禁地發出「哇啊～！」的讚嘆聲，這時的身體會很自然且絲毫不用力地輕鬆吐氣。這就是我希望大家加以確認的「氣的呼吸法」中最重要的關鍵。

也就是說，**其實我們每個人本就知道最輕鬆舒服的吐氣方法**。

然而愈想控制呼吸，反而變得愈痛苦。舉例來說，有些人規定自己「吐氣要維持幾秒」、「必須長長吐氣」。這種命令自己應該怎麼做的方式，其實容易使心理受到壓抑。

受到控制的呼吸，會令人覺得「呼吸困難」，導致呼吸變得短淺。但只要日常多練習輕鬆舒服的呼吸，就能自然地調整成深呼吸。

若是覺得「最近幾乎沒有輕鬆呼吸的瞬間」，肯定是把自己逼得太緊了。多留一點時間給自己、放鬆一下身心，心靈才能獲得平靜與滿足。

這時候，再次仔細觀察自己的呼吸。

相信應該可以不費吹灰之力地輕鬆吐氣，吸氣時也能自然順暢地深吸一口氣。

儘管無法直接控制情感，但平時讓身體熟記輕鬆舒服的呼吸，**即便情緒紊亂時也維持相同的呼吸方式，便能自然而然地不再輕易受到情緒的影響**。

從結果來看，也算是成功控制情感。

嘗試一下氣的呼吸法

能夠輕鬆舒服地吐氣後，接著實際嘗試一下氣的呼吸法。

在道場裡，我們多半於跪坐狀態進行氣的呼吸法，不過無論坐在椅子上、站著或躺著都同樣能操作。

不管處於哪一種狀態，都必須先確認姿勢。站立姿勢請參照Part 1（→P20），跪坐或坐在椅子上的姿勢請參照Part 2（→P82、P84），躺臥姿勢請參照Part 4（→P136）中的解說。

本篇將以坐在椅子上的狀態，為大家解說氣的呼吸法如何操作（→下頁）。

氣的呼吸法——確認姿勢

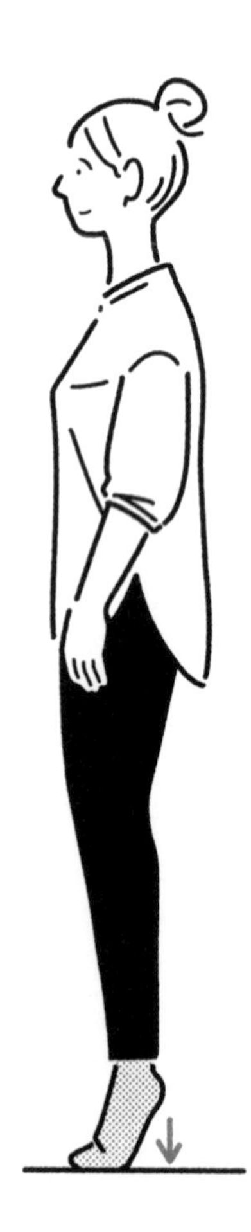

確認姿勢 ①

踮腳尖，確認氣運行至腳尖，然後輕輕放下腳跟。若有同伴幫忙，請對方從前面輕輕推壓或將雙手置於肩膀上施加重量，確認身體能夠支撐且不感到負擔。無法支撐時，請從頭再操作一次。

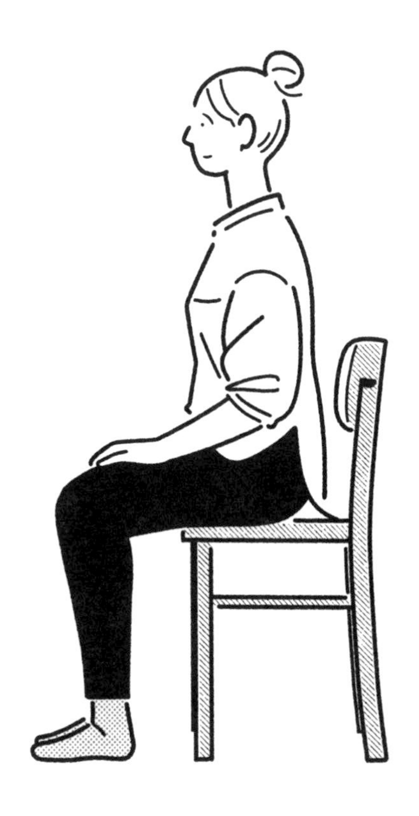

確認姿勢 ②

確認站姿後，進行全身放鬆運動，讓身體不要額外用力。確認擺動指尖的震動傳導至全身後，輕輕停止擺動。停止後務必確認身體變輕鬆。

完成後坐在椅子上。同樣請同伴從前方輕輕推壓，或將雙手置於肩膀上施加重量，確認身體能夠支撐且不感到負擔。

吐氣方法①

以發出「啊」的嘴形，「呼～」地吐氣。並非將氣吐在眼前，而是想像將氣呼到遠處般輕鬆舒服地吐氣，讓體內的氣自然地排出體外。

我們在道場都以「讓吐氣主導身體」來解說。

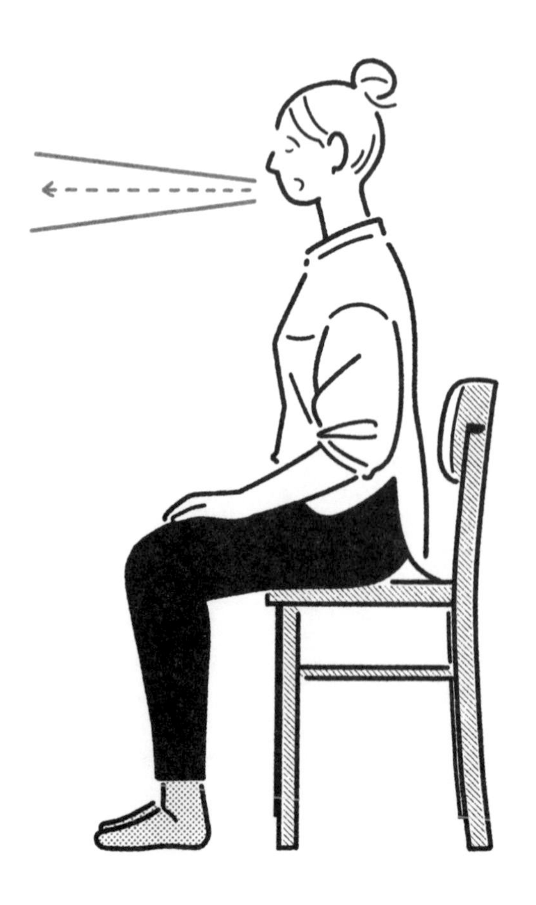

吐氣方法 ②

身體完全不要用力，輕鬆舒服地長吐氣，吐出來的氣會慢慢減少，剩二分之一、又二分之一……然後慢慢趨於平穩。請格外重視這種慢慢平穩的「感覺」。強迫自己長吐氣，或者想要吐到完全沒氣，都會導致身心無法平穩下來。

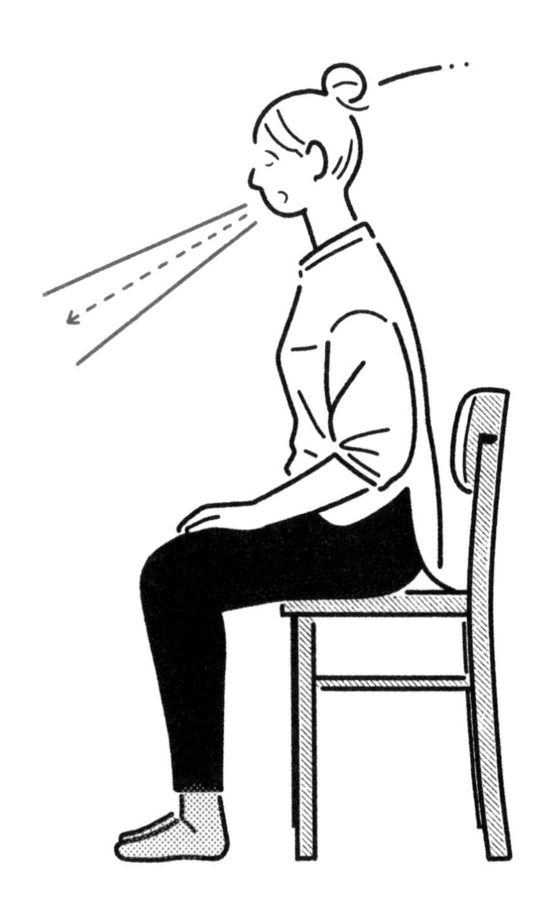

吸氣方法

等到吐氣完全結束後，闔上嘴並用鼻子輕輕吸氣。道場裡以「讓吸氣主導身體」來解說。

試圖大量吸氣，或者控制吸氣，都會導致呼吸困難。

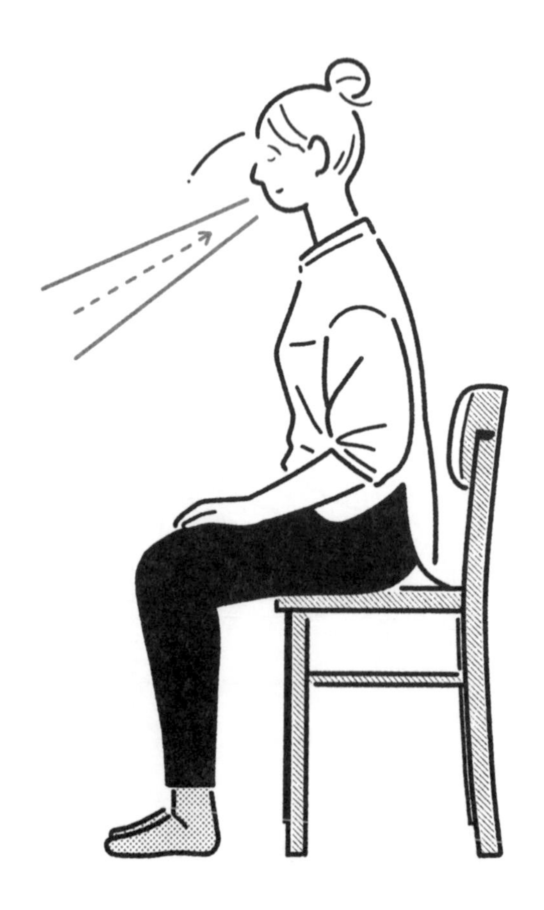

反覆吐氣、吸氣

待吐氣的準備工作就緒後，張開嘴並輕輕吐氣，接著不斷反覆吐氣、吸氣。覺得呼吸困難時，可能是姿勢紊亂所致，請先暫停呼吸法，重新確認並調整姿勢。

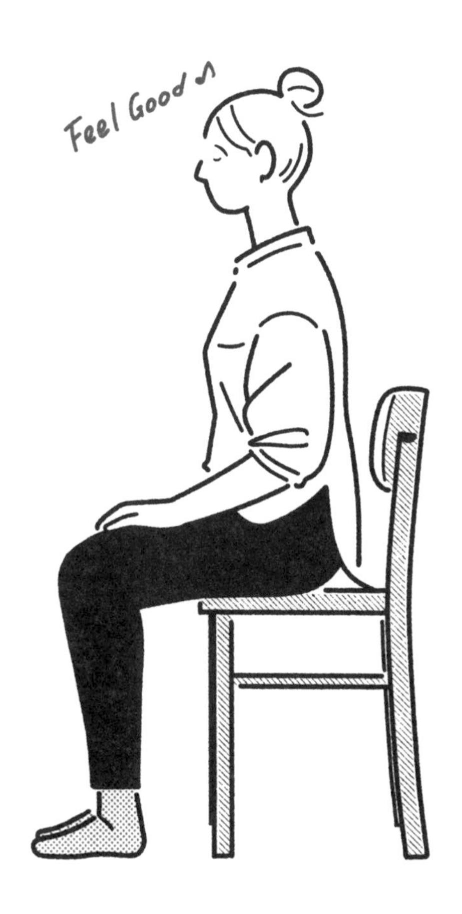

面對重要場合之前先平穩呼吸

⋯⋯▼練習平穩的深呼吸

容器裡裝滿水時，水面本該保持平靜的狀態，一旦瞬間泛起漣漪，就要等到事過境遷才會再次恢復平靜。

呼吸亦是如此，本該是平靜穩定的狀態。

身心健康且沉穩時，呼吸自然平靜安穩；身體狀況不佳，或情緒緊張、焦躁不安、焦慮、煩惱時，呼吸就會變短變淺。

無意識進行中的呼吸，是一面反映心理與身體狀況的鏡子。想在重要場面中發揮實力，必須先讓心保持平靜安穩。為此，平時更要多注意在無意識下的呼吸，讓自己隨時深沉且平穩地呼吸。

《朝一》節目中，曾收到來自觀眾的煩惱，表示「即將參加小孩的入學典禮，身為監護人必須在眾人面前自我介紹，真的非常緊張」。

在眾人面前說話時，心裡老想著「講不好的話怎麼辦」，當然會感到緊張。許多人認為這種緊張是在所難免的問題，但事實並非如此。只要在面臨大場合之前先平穩呼吸，自然能夠從容不迫地應對進退。

平穩呼吸後面對，才能將自己的實力發揮至極限，這是不可或缺的祕訣。

不過，緊張後才急著開始平穩呼吸就太遲了。感到慌張失措才想要平穩呼吸，並非容易之事。好比平時舉辦防災演練以提升災難發生時的應變能力，我們平常必須進行「平穩呼吸」訓練，才能有效預防任何突發狀況。

其實我曾是個極度容易「緊張」的小孩，光是站在眾人面前就會緊張到腦中一片空白。直到某次我在身心統一合氣道的演練中學到「平穩呼吸」後，這個問題才自此迎刃而解。

方法很簡單，只需要**在面臨這種場合之前輕鬆吐氣，確認能吐氣到慢慢趨於平穩**即可。

處於緊張狀態時，最初的吐氣無法順利趨於平穩，這是非常正常的情況，但不需要擔心，多重複幾次，自然會有吐氣趨於平穩的感覺。

平穩呼吸後再出現於眾人面前，便能沉著冷靜地應對進退，效果恐怕連自己都會感到驚訝。

現在的我能夠在數百人、數千人面前演講，甚至參加《朝一》現場直播的電視節目，全多虧了這套呼吸法。

留點時間用心呼吸

容我再次提醒，想要在重要場合時保持穩定的呼吸，絕對少不了從平時做起的「平穩呼吸」訓練。

回想一下當初練習騎腳踏車的經驗，一開始都無法順利保持身體平衡吧？不過經過一段時間的訓練、培養出「感覺」後，自然而然就學會騎腳踏車了。即便十年左右沒騎，身體也不會忘記。

唯有訓練才能讓身體牢牢記住，「平穩呼吸」也是同樣的道理。

那麼，什麼時候進行訓練才好呢？

愈來愈多現代人有「不做點什麼就會感到不安」的傾向，也就是他們無法忍受「什麼事都不做」的時間，而填補這個空閒時間的正是智慧型手機。手機中毒儼然已經成為社會問題，會讓人日日夜夜離不開手機，因此智慧型手機可說是「平穩呼吸訓練」的天敵。

使用手機處理事情時，無法用心專注於自己的呼吸，所以第一步是騰出一點不使用手機的時間，即便只有短短十分鐘也好。

請在沒有其他事情急需處理的狀態下，輕鬆舒服地吐氣。有時立即做得到，但有時需要多重複幾次才能做到，這是因為我們的心理狀態每天都不一樣。但無論處於什麼狀態，**都必須反覆操作到能夠輕鬆舒服地吐氣**。

找個完整的時間反覆操作並不容易，所以請盡量活用空檔時間，並用心專注於呼吸。

睜開雙眼或閉上雙眼都無妨，但緊閉雙眼容易造成臉部額外用力，若是偏好閉上雙眼操作，請輕輕閉闔就好。

我個人認為，「睡前」是進行氣的呼吸法最理想的時間。

泡澡或沖澡可以洗淨身體經過一整天所累積的髒汙，但不僅是身體，心理其實也滿是髒汙。一整天下來，有好事發生，當然也會有壞事發生。沒將心中的髒汙洗乾淨就入睡，容易有明明睡了卻依然無法消除疲勞的感覺。假使能在睡前透過平穩呼吸讓心靈沉澱、澈底洗刷乾淨後再入睡，肯定能獲得更好的睡眠品質。

練習方法是跪坐或坐在椅子上進行氣的呼吸法，待內心平靜後再躺臥於床上。也可以在橫躺狀態下進行氣的呼吸法。

我每天晚上必定於睡前進行氣的呼吸法。無法有足夠的時間睡覺時，也會平穩呼吸後再入睡。這麼一來，即便睡眠時間短暫，也能充分消除疲勞。

基本上，隨時隨地都能操作氣的呼吸法，但需盡量避免以下這些時段，例如：飯後或洗澡中等血液循環變化時、開車或進行危險作業時。

透過「氣」與天地自然合而為一

氣的呼吸法中的「氣」，就是「身心統一合氣道」的「氣」。人類是天地自然的一部分，融合於自然界中才是最自然的狀態。天地自然與自身的「氣」合而為一時，稱為「氣的相通」。眼中只看見自己，容易因為自身的「氣」置身於天地自然外，而慢慢變成孤獨的存在，這種情況稱為「氣的停滯」。

世界上沒有獨自生存的人。即便是呼吸也必須從外界吸入空氣，讓氧氣運行至全身，回收二氧化碳後再排放至外界，透過與外界的連結，我們才得以生存。然而，幾乎沒有人會慎重其事地「感謝大自然的空氣」。因為呼吸對大家來說是天經地義的事，導致大家遺忘了唯有與外界有所連結才得以生存。

我們現在吃進肚子裡的食物也都來自天地自然的恩惠，是他人努力耕耘賜予我們。我們本該感謝天地自然賜予我們食物，然而大家同樣視為理所當然。

我們能有安逸的生活，全多虧地方社群的相互扶持。可是，一旦認為別人的付出是天經地義，便容易失去感恩的心。直到災難發生，造成電力、水源、瓦斯短缺時，才再次萌生感謝之意。

與外界的連結意識逐漸薄弱時，會漸漸失去「感恩之心」，導致人際關係開始出現裂痕。氣滯狀態持續太久，不僅心理總是烏雲密布，身體健康狀況也容易亮紅燈。

氣的呼吸法最大目的即是**透過深呼吸找回與天地自然之間的連結，使氣處於順暢**

流通的狀態。

平時確實操作氣的呼吸法，有效預防氣的停滯。

早上頭髮梳不好、沒趕上公車、因朋友的一句話感到不開心，這些小事都會造成氣滯，嚴重時甚至無暇顧及他人，困在自己的小圈圈裡，一整天心情低落。

遇到氣滯時，其實也可以透過氣的呼吸法加以解決。

好比小塵埃吸附周遭塵埃而變大般，放置微小的氣滯不管，總有一天會演變成嚴重的沉滯。當氣的停滯變嚴重，我們反而必須花費更多時間與精力消除，倒不如趁停滯問題輕微時，盡快透過氣的呼吸法將之消除。

呼吸改善溝通

「喘口氣」再來處理

請試著想像一下比預定時間晚了些，趕著出門的慌亂中卻一時找不到東西的場景。當下趕著外出卻一直找不到手機，不得已只能先匆忙出門，回到家靜下心再找時，卻發現手機就近在眼前。大家應該都有類似的經驗吧？可怕的是心緒紊亂時，既看不見事情的真正樣貌，也無法理解他人的言行舉止。嚴重時，甚至會出現明明近在眼前卻什麼也看不見、明明聽進耳裡卻怎麼也無法理解的狀況。呼吸變得短淺時，內心正是處於紊亂狀態，無法與他人進行良好溝通，容易破壞人際關係。

此外，當我們必須為自己或家人做出重要抉擇時，可能會想著「現在可以這樣做嗎？」、「現在應該選擇哪個才好？」，然而光在腦中思考，也難以做出適當的判斷，因為這麼做只會造成意識逐漸高亢。**所以平穩呼吸，於內心平靜狀態下進行判斷是非常重要的**。

如先前所述，呼吸變得短淺時，正是心緒紊亂時，我們容易對周遭的刺激過度反應。容易情緒失控或沮喪，都是因為處於這種狀態。如果放任不管，我們的心會因為經常處於動搖狀態而無法好好休息，久而久之便感到疲累不堪。

面對刺激時，不要立即給予反應，首要之務是先「喘口氣」。遇到任何狀況，如文字所示先喘口氣，待吐氣平穩後再採取因應對策。只要養成這個習慣，便再也不會後悔地想「早知道就不要說出口」。不需要控制自己必須「吐氣幾秒」，「喘口氣」時也是同樣道理，無須壓抑自己的心。和小孩談論重要大事時，若處於焦躁不安、呼吸急促的狀態，往往會出現言不盡意的情況。而心緒紊亂時，因為不想聽他人說話，會導致心生抗拒，或直接封閉內心。這時候同樣**先「喘口氣」，在深呼吸狀態下與他人溝通**，肯定能夠清楚表達自己想說的話。

以短促呼吸切換情緒

「吐掉」不安並予以斬斷

呼吸潛藏巨大力量，甚至能夠轉換不安的情緒。

方法很簡單，只需要「簡短吐氣」。氣的呼吸法旨在平穩吐氣，而這篇要介紹的是短促吐氣。

我想有人會質疑「真的這麼簡單嗎？」，但真的只需要簡短吐氣便能重新啟動。

心生焦慮時，這種呼吸方式確實能有效加以改善。焦躁不安主要是受外界刺激引起，但源自內心思考「萬一發生這種事該怎麼辦？」而誘發焦慮的情況也不少。

焦慮沒有實體，最大的特徵是會無限膨脹。我們必須適時斬斷這個惡性循環，而最適合的方法就是「簡短吐氣」。

王貞治先生在《朝一》節目中提及過，他師承身心統一合氣道的創始人藤平光一，並將合氣道技法融合自創的「金雞獨立式打擊法」實踐於職棒生涯當中。王先生曾在央聯榮獲十五次全壘打王，球員生涯中共擊出八百六十八支全壘打，保有世界職棒選手生涯個人最多全壘打數紀錄。

然而，如此強大的人也有過在比賽中感到灰心喪志的時期。

「感覺有點灰心時，我會試著簡短吐氣，心情會頓時變得輕鬆些。我是說真的，不是『呼～』，而是『呼！』這樣簡短快速地吐氣，請大家務必嘗試看看！」

由於這個方法實在過於簡單，攝影棚中的每個人都不禁啞然，然而因為出自王貞治先生的口中，依舊具有說服力。

這麼做其實是為了**讓身體熟記如何將情緒同呼吸一起轉變**。以短促的吐氣吹散焦慮的瞬間，告訴自己「這樣就沒問題了！」即可。

只要平時勤練，遇上突發狀況時，便能瞬間消除焦慮與怯弱。

因為心理狀態與呼吸有所連結，才有辦法做到這一點。

在新冠肺炎疫情蔓延之前，我巡迴海外，指導各國學徒，遇過各式各樣的人。有的人擁有異常驚人的魁梧身材，有的人則擁有無與倫比的力量。

面對這些人時，我同樣難免心生焦慮與膽怯，但透過簡短吐氣消除內心的不安後，最後都能確實發揮出自己的力量。這項方法真的是比護身符來得有效。

保持內心平靜——心與呼吸

演練身心統一合氣道的技法，試圖讓對手隨自己的意志移動時，一旦發生碰撞，往往無法順利完成引導並摔投的技法。

這好比日常生活中，試圖強迫他人違背自己的意願。

了解對方的心理狀態，並尊重對方的移動行徑，才能避免發生碰撞，完美使出摔投技法。

而想要了解對方的心理狀態，首要之務是保持自己內心的平靜。

請試著想像平靜無波的湖面。

平靜的水面彷彿一面鏡子，月亮是月亮、小鳥是小鳥，全都姿態真實地倒映在湖面上。然而，當湖面泛起漣漪時，月亮和小鳥的影像便會模糊、歪曲。

王貞治先生曾經說過：

「藤平光一老師曾告訴我一些在我這個領域（棒球世界）不太會聯想到的事情。站在打擊區時，情緒通常會愈來愈高漲，導致上半身不自覺用力，而這其實是打不到球的主要原因。站上打擊區時，務必保持內心平靜。他常說『池裡的水泛起漣漪時，月亮就無法完美地倒映於水面上。只要保持內心平靜，自然看得到球體完整呈現於眼前』。」

想要引導並摔投對手，必須先了解對方的心理狀態。而首要之務是必須讓自己的內心保持平靜，因此平時需要多多加強平穩呼吸的訓練。

這就是心與呼吸之間的關係。

Part 4

每天輕快舒適的「心靈使用要領」

將呼吸法融入日常生活中，

讓每天的心情逐漸變輕鬆。

心靈促使身體活動

POINT

身體有形狀，但內心沒有形體。想要了解內心狀態其實非常困難，然而內心會影響身體，我們可以透過身體狀況來了解心理狀態。觀察呼吸也是其中一種方法，呼吸紊亂代表內心正處於混亂狀態。換句話說，**心靈的使用方法會表現在身體使用方法上**，身心統一合氣道稱此為「心靈促使身體活動」。

其實只要對身體使用方法多費點心思，就能明顯感受到效果。唯有澈底了解「為什麼出現不自然的身體使用方法」，才能恢復至原本的正確使用方式。畢竟最根本的原因出在「心靈使用方法」。

舉例來說，拿取地板上的物體時，最自然的身體使用方式是「靠近後拿起」，但大家往往覺得很麻煩便隨意從遠方伸長手拿取。腦中明知「靠近再拿比較好」，但如果無法將心思擺在目標上，就會因為嫌麻煩而不確實執行。

我在指導某少棒球隊時，曾發生這樣的事。練習中有位少年選手因為嫌麻煩，只想伸長手拿取置於遠處的球棒，不幸的是，這時候飛來一顆其他選手敲擊出來的球，少年為了閃球而失去平衡，被球擊中側腹。這些小孩原本就怕麻煩，日常生活中養成只動手不動身體的習慣。直到這次在重要比賽前因傷不得不退出賽場，才終於願意好好面對自己的內心，思考「心靈使用方法」。

從日常生活做起，好好用心面對每一樣事物，便能察覺自然的身體使用方式。這也有助於提升打球能力。

做家事亦是同樣道理。一天之內必須做多項家務事時，往往會無法用心對待每一件事而變得雜亂無章，甚至因為不自然的身體使用方式，誘發種種不適症狀。只要願意多花點心思在心靈使用方法上，日常生活便能逐漸改善。

放鬆不用力，交由吐氣主導

提升熟睡力

透過全身放鬆運動，讓身體不再用力後鑽進被窩裡，就能一夜好眠到天亮。

明天得早起卻遲遲無法入睡，肯定很痛苦吧？睡不著的原因五花八門，身體「用力」正是原因之一。你或許會困惑「睡覺時怎麼可能用力？」，但其實當你命令自己「必須早點睡」時，內心就會處於壓抑狀態，臉部則因緊閉雙眼而不自覺用力。這時有個能快速入睡的方法，那就是站起來進行全身放鬆運動，等全身不用力後再躺下。身體不額外用力，自然容易入睡。

假設當天發生令人不愉快或震驚的事，光靠全身放鬆運動可能還是無法順利入眠。畢竟**只釋放身體力量，沒讓心靈好好放鬆，身體依然會不斷用力**。

此時，就輪到氣的呼吸法登場了。輕鬆舒服地吐氣，直到最後趨於平穩，這招能夠有效使內心逐漸鎮靜下來。

諸事不順的一天，難免無法做到輕鬆舒服地吐氣，但只要平時多練習，讓身體習慣成自然，反覆幾次後必能輕鬆吐氣。呼吸趨於平穩後，自然能馬上入睡。如果還是無法安然入睡，請於平躺狀態下操作氣的呼吸法，在持續操作的過程中，會不知不覺酣然入睡。身處逆境時，我也經常無法順利入睡，心裡想著「不然就這樣輕鬆操作氣的呼吸法直到天亮好了」，但這種情況從未發生過，因為我總是在操作過程中不知不覺睡著了。

操作氣的呼吸法時，腦中難免浮現某些事物。這些事物或許有其必要性，命令自己「不要去想」，反而會壓抑內心，這時就讓浮現於腦中的事物「**隨著吐氣慢慢趨於平穩**」，暫時放下。

最重要的關鍵在於不要命令自己、不要壓抑自己的內心，讓吐氣和吸氣主導一切，感受呼吸慢慢趨於平穩鎮靜的感覺。

內心倉庫保持正向

神清氣爽地睜開雙眼

對自己說「明天神清氣爽地睜開雙眼」，事先幫潛意識正增強。

對自己下達命令「明天必須七點起床才行」，容易使內心受到壓抑而無法順利入睡。

遇到這種情況時，請準備一面鏡子，對著鏡中的自己說「明天七點神清氣爽地睜開雙眼」。關鍵在於勿以「必須起床才行」的語氣命令自己，**而是使用「神清氣爽地睜開雙眼」這種自發性用語，之後遺忘了也沒關係**。大家或許覺得半信半疑，擔心「萬一真的睡過頭怎麼辦？」而睡不著，所以為求安心，還是可以事先設定手機鬧鈴或鬧鐘，然後確實對自己正增強後再入睡，相信隔天自然能在差不多的時間起床，而且還是心情愉悅地睜開雙眼。

我每晚躺平前必定這麼對自己說，然後腦中什麼也不想地酣然入睡。多虧如此，才能一改賴床的習慣，每天神清氣爽地醒過來。

但是，明顯睡眠不足或是身體狀況差，必須多休息以利恢復時，建議還是以獲得足夠睡眠為優先。這一點請務必多加留意。

據說人的意識分成：可以自我察覺的「顯意識」，和無法自我察覺的「潛意識」。顯意識由來自潛意識的素材組成，因此我們可以將潛意識比喻成「內心的倉庫」。

若作為內心倉庫的潛意識充滿負面想法，即便再怎麼讓顯意識保持正向，也無法以積極的態度進行思考。硬是強迫自己積極，反而會造成內心壓抑，誘發種種身體不適的症狀。

真正的正向思考，平時就需要留意自己不經思索的發言，維持潛意識的正向積極。畢竟自己所說的話，正是最貼近自己的發言。

對自己說「神清氣爽地睜開雙眼」，目的在於讓這句話深入「潛意識」中，並不是對「顯意識」下達命令。

將心擺在目標上
自在活動身體

依內心走向的不同，對身體產生不一樣的影響。

心靈和身體本是一體。然而，日常生活中難免有個別使用心靈與身體的瞬間，例如：心裡想著「不想做」，身體卻動了起來。這是因為心沒有向著目標就驅使身體，導致心理與身體各自為政，這種情況稱為「身心分離」。處於身心分離的狀態下，身體容易疲累、做事效率差，重點是心情一點都不愉快。**做自己喜歡的事情時，通常會在專心致志的狀態下使用身體，達到心靈與身體合而為一**，這種情況稱為「身心合一」。處於身心合一的狀態下，身體不容易疲累、做事效率佳，重點是心情愉快。換句話說，**不同的內心走向，會對身體產生截然不同的影響**。

身心分離引起的問題，常見於日常生活中各種場景。舉例來說，大家是否曾有出門後懷疑自己沒鎖門，又匆匆趕回家確認的經驗呢？其實，絕大多數的情況是確實上鎖了。鎖門時，應當將心思擺在門鎖上，然而大家往往急著出門，心裡已經在想著下一個預定行程，因而在未將心思置於目標（門鎖）的狀態下使用了身體，導致出門後才開始懷疑自己究竟有沒有鎖門。

類似的經驗還有：看書時腦子裡想著別的事情，只有眼睛跟著文字移動，導致書中的內容根本沒有進到腦子裡，最後只能重新翻到前一頁再看一遍；邊走路邊滑手機，因此跟路人相撞或沒注意高低差而跌倒。這些都是沒將心確實擺在目標的狀態下使用身體所造成。

常言道「既然要做，就開心地做」，意思是並非單純去做就好，**要先設法將心確實擺在目標上**。即便是每天的例行家事，若能多花點心思為不同的身體使用方法擬定目標，或許就能減少疲累。一開始覺得「多花點心思本身就很累」的人，感受到實質效果後，想必就能持之以恆下去。

當然了，身體或精神方面不舒服而無法活動身體時，請務必尋求他人的協助。

謹慎對待

凡事順利進行

謹慎對待每一件事物，身體自然不容易疲累，做事也更有效率。

對待任何一件事物，最重要的是將心思確實擺在目標上。我們總是謹慎小心地對待貴重物品，向前走近並小心翼翼地捧在掌心，而非只是伸長手去拿，也不會粗暴對待。就結果來說，這其實是最不會形成負擔的身體使用方法。因此，**只要比現在再謹慎一點地對待每一件事物，身體就自然不容易感到疲累**。

或許有人會認為「要處理的事情堆積如山，沒辦法每件事都做到謹慎小心」，但其實「謹慎小心」不等同於「花費時間」。將心思專注於每一件事物，僅僅是短短一瞬間的事。起初或許需要特別留意，然而一旦養成習慣後，就會變得理所當然。

事實證明，謹慎小心有助於提升做事效率，而通常做事俐落的人都會謹慎將心思擺在每一件事物上。

以洗碗為例，謹慎對待每一個碗盤，確實洗淨髒汙，就不需要反覆沖洗，自然能夠提升做事效率，也幾乎不會發生手滑摔破碗盤而割傷手的情況。**以忙碌為藉口，心緒雜亂不專注的話，一旦出現失誤，反而容易事倍功半**。

如先前所述，我在家負責洗碗工作。若只是偶爾心血來潮洗個一、兩次，容易因為不熟悉而增添困擾，因此我在家的日子裡基本上都負責洗碗。唯有謹慎對待碗盤，才能有效縮短洗碗時間。若花費較長的時間，肯定是當天處於一心多用的狀態。心理狀態會表現於洗碗家事上，真的是一件非常有趣的事。

晾衣服亦是如此。多花點工夫撫平皺褶並小心晾曬，多半不需要事後另外熨燙，就結果來看，不僅提升效率，也節省了更多時間。隨性晾曬不但會造成衣服無法確實晾乾，可能還需要花費更多精力和時間善後。若再加上隨性拿、隨便掛，導致衣服飄落地面，那更是欲哭無淚了……

依序專注用心面對

多工處理也能順利進展

依序將心思擺在目標事物上，身體自然不容易疲累，做事會也更有效率。

料理三餐、送小孩上下學、洗曬衣服等，每天必須做的事堆積如山。感到忙碌時，通常不是「必須做的事非常多的時候」，而是「必須同時進行好幾件事的時候」。這種情況下容易心生慌張而不自覺用力，導致身體僵硬，無法靈活運作。

在《朝一》節目中，我們請尚子女士、信隆先生和兩人的女兒體驗身心統一合氣道演練中常進行的「多數人同時回推動作」。類似小朋友常玩的抓鬼遊戲，被抓到就算輸了。一人對多人的情況下，往往不知道應該先防守哪一個人而導致身體僵硬；猶豫著該以誰為攻擊對象時，身體也會因僵硬而綁手綁腳。我請他們挑戰好幾次，每一次都被牢牢抓住。

這並非他們平時熟悉的事，心裡難免緊張而使身體不自覺用力。再加上同時面對好幾個人，在不動不行的好勝心驅使下，身體更容易用力。

這時候的首要之務是進行全身放鬆運動，讓身體釋放無意義的力量，然後依序認真地面對每一個對手。閃過一個人之後，再依序閃躲每一個人，用心對付並逐步向前邁進。

關鍵在於要正面與對手對決，試圖靈巧地閃躲，反而容易自亂陣腳而弄巧成拙。

總結來說，**心靈使用方法的要點是依序專注於每件事上，不要一心多用**，並且正面對決、不閃躲，才不會造成身體僵硬而綁手綁腳。尚子女士一家人嘗試了好幾遍，才慢慢真切地感受到心靈使用要領，最後成功避開對方的捕捉。

日常生活中的心靈使用方法如同一轍，比起以隨性的心態同時處理好幾件事，不如一次做一件事，依序用心地正面對決。

喘口氣再採取行動

焦躁不安瞬間煙消雲散

放鬆多餘力氣、消除高亢狀態，自然能慢慢緩和對刺激的過度反應。

先前我提過好幾次，當意識來到頭頂，亦即處於高亢狀態時，來自周遭的刺激會增強好幾倍，進而使人陷入焦躁不安的狀態。有人認為焦躁不安是一種無法控制和解決的情緒，其實不然。最有效的解決方法，是透過全身放鬆運動來釋放身體力量，並進一步消除高亢狀態。靠著這套簡單步驟，就能緩和對刺激的過度反應。

假使還是無法消除焦躁情緒，如先前所述，先喘口氣再採取因應對策。習慣遇到刺激就立即做出反應，容易因為情緒激動而大動肝火，或未經思考便口出惡言，這些只會造成人際關係出現裂痕。尤其家人之間，經常發生任性地希望家人多體諒自己，而不小心言行失控的情況。

舉例來說，有人在信件或社群平台上寫下一些令人不悅的留言。面對這樣的刺激，如果立即反應，事情可能一發不可收拾。遇到這種情況時，建議**先緩緩吐氣，確認吐氣平穩後再回覆留言**。透過這樣的方式，可以讓自己冷靜地處理。

若是在電話中遇到這種情況，大家或許會認為應該立即回覆才有禮貌，但其實可以跟對方說「我稍後再打給你」，先給自己一點冷靜的時間。如此一來，我們就有機會先喘口氣，穩定自己的身心。習慣面對刺激就立即給予反應的人，剛開始可能對間隔一段時間再採取行動而感到焦躁，但習慣成自然後，其實不如想像中那麼困難。

緩和焦躁不安的情緒固然重要，但避免焦躁情緒的產生才是關鍵所在。讓喘口氣再採取行動成為一種習慣後，你會發現自己根本不需要有任何不安的情緒。白白浪費精力導致身心疲累不堪，是一件極為愚蠢的事。當自己開始有這種認知後，就會慢慢地不再有焦躁不安的情況發生。

簡短吐氣

消除內心焦慮情緒

焦慮時，用心以簡短吐氣「吹散內心的負面情緒」。

相對於外界刺激引起「焦躁不安」的反應，腦中思慮過多造成內部衍生的反應則是「焦慮」。每當想著「萬一發生這種情況時該怎麼辦」就會引起焦慮，接著想到「再這樣下去，焦慮會不會愈來愈嚴重」又會進一步加深焦慮，導致雪球愈滾愈大。這時，我們必須適時地斬斷惡性循環。

Part 3中介紹了王貞治先生於《朝一》節目中說過的「短促吐氣」，接下來我想再詳細說明具體的方法。

心生焦慮時，請進行「呼！」地短促吐氣。不是對著他人或物品吹氣，而是在空無一物處吐氣。畢竟這是與自己的內心進行溝通，最好選在沒有人的地方。

關鍵在於**有意識地以短促的吐氣「吹散內心所有的負面情緒」**，然後告訴自己「這樣就沒問題了！」。或許有人會心存質疑：「這麼做當真能消除焦慮嗎？」，但好比透過訓練可以讓身體自由活動，內心也能經由訓練而變得更加自在。隨著每一次的訓練，能夠讓自己更熟悉心靈使用要領。除此之外，不要使用「這樣沒有問題嗎？」的反問語氣，否則無法獲得實質效果。

焦慮情緒尤其容易發生在夜晚。有些人做了惡夢，便開始擔心「夢境成真」而焦慮難眠，又進一步因「睡不著」加重焦慮。特別是隨著新冠肺炎疫情的蔓延，愈來愈多人看不到未來，因此陷入惡性循環中。發生這種情況時，請試著站起身「呼！」地短促吐氣。透過這個簡單的方法，就能安下心並香甜地進入夢鄉。

人只要活著，難免產生焦慮，但放置焦慮的情緒不管，恐對身體造成莫大影響。因此，試著讓自己的身心重啟是絕對不可欠缺的環節。

「但這麼做還是感到焦慮，該怎麼辦？」

別擔心，遇到這種情況時，再次「呼！」地短促吐氣就好了。

結束是另外一個開始

事先確認關連性

一件事的結束，是另一件事的開始。費點心思保持專注力。

心靈使用要領中有一點很重要，那就是「保持專注力」。

有位學習身心統一合氣道的世界級登山家曾說過，登山過程中只以登頂為目標，一抵達山頂即釋放專注力的話，下山時容易發生意外。最終目標應設為出發起點，平安無事地回到起點才是完整的登山。

日常生活也一樣，平日忙於工作的人，常以平日的結束為目標，但目標一到即放鬆的話，好不容易到來的假日可能在感冒、昏睡等不適症狀中虛度。

一件事的結束是另一件事的開始，其實並非真正的結束，而是「中繼站」。誤將中繼站視為最終目標，容易因為專注力下降而衍生各種不良情況。

因此，關鍵在於**確認事物的關連性，然後遺忘**。以剛才的例子來說，迎接假日之前，先確認下個工作日的各項待辦事情，然後暫時將之遺忘並好好休息。確認事物的關連性，為的是保持專注力。

試著以下列情況來思考：

●決定從長年任職的公司退休。若將最終目標擺在退休離職，專注力會於退休當天一舉下降，這時候該怎麼辦才好？

●用功讀書終於考上心目中的理想學校。若將最終目標設在考上好學校，專注力會於放榜當天一舉下降，這時候該怎麼辦才好？

無論是「退休後要做什麼」，還是「考上後有什麼計畫」，只要用心稍微勾勒出接下來想做的事就好了。僅僅事先確認每件事的關連性，便能保持專注力不中斷。或許有人認為「事先考慮將來的事，就無法好好專注於現在」，但我們只是同時用心面對「現在的事」和「將來的事」。透過確認將來的事，將之儲存於潛意識中，然後暫時遺忘，並再次用心專注於「現在」。

掌握跡象以利提早起步

察覺內心動向

掌握跡象以利隨時起步，在最適當的時機採取行動。

我在《朝一》節目的尾聲中，提到了「掌握無形體的信號」。我們經常「別人說了才做」、「別人表態後才做」，往往會錯失最佳良機。

從身心統一合氣道的演練角度來看，好比對方攻擊時，我們直到身體被碰觸才閃避，其實已經「為時已晚」。對手採取攻擊技法時，我們動身之前要先動心，產生「預備反擊」的想法。

內心保持沉靜，自然能感覺對手心靈浮動的「跡象」，亦即掌握無形體的信號。

察覺跡象並採取行動，自然能提早起步、冷靜行事。

舉例來說，在餐廳點餐時經常發生客人的目光追隨著服務生，服務生卻無動於衷的情況，這是因為服務生多半「等客人出聲呼喚後才行動」。其實客人在有所需求且出聲呼喚之前，內心應該已經開始活動，這個內心活動即是名為「跡象」的信號。

懂得掌握跡象並立即行動的服務生，便能在客人需要的時候提供正確的服務，我們常稱這類人「機靈」。

關注有形體的「言語」或「態度」，和關注無形體的「氣」，這兩者之間的結果截然不同。

大家容易誤解一點，那就是察覺內心動向並非「懂得看臉色」。觀察對方言語和神情時，會過於專注在「對方怎麼想」，反而因視野狹隘而無法確實掌握信號。

內心動向藉由「氣」傳遞。當我們的內心處於平靜狀態時，從臉部神情開始觀察整體，才能確實掌握對方氣的動向，並進一步採取相應行動，於最恰當的時機做出最恰當的應對進退。

凡事堅定不移

不受內心動搖，徹底發揮實力

即便面對重大場面而心生緊張，只要冷靜面對便能堅定不移。

在重要關鍵時刻，能確實發揮自己的所有力量嗎？這對我來說，也是一項重大課題。

我第二次參加《朝一》的現場直播節目時，是時長七十分鐘的「身心統一合氣道」特集，而且因新冠肺炎疫情的擴大而有諸多限制，對我而言真的是「重要關鍵時刻」。

好在每天累積的訓練沒在重要時刻背叛我，雖然緊張到不行，還是順利將能力發揮至極限。但是這次做得到，不見得下次也可以，所以絕對少不了持續訓練。

當置身於不容許失敗的環境裡，許多人會採用「命令自己不要緊張」的心靈使用方式，但這才是真正造成無法發揮實力的原因。

面臨不容許失敗的重要場面，緊張是人之常情，這時強制壓抑內心並「命令自己不要緊張」，反而更容易心慌意亂。緊張屬於自己的一部分，只切割緊張就好比切割自己身體的一部分。請好好迎接緊張的心，宛如迎接遠道而來的親友。慢慢平穩呼吸後，緊張的情緒不僅不會妨礙我們發揮實力，還有助於提升專注力。

所謂的「不動心」，並非內心完全不動。心若是完全不動聲色，反而更糟糕，甚至可能變得厚顏無恥。此外，「保持內心平靜」也並非鈍化感受，而是讓感受性更加豐富，並且不輕易受到情感的影響。就算發生事情的瞬間，內心激動擺盪，下一秒仍能讓內心慢慢平靜。好比風吹進竹林裡，發出聲響是天經地義的事，待風消雲散後，竹林回歸靜寂也是理所當然的。內心波動亦是如此，重要的是**「內心動搖也無妨」，心生波瀾沒關係，只要在下個瞬間恢復平靜即可**。

如此一來，將可以凡事無所畏懼，擁有一顆不動心。

不受制約的心靈使用要領

心緒被單一事件制約時，會無法再將注意力擺在其他事情上。大家應該都有類似的經驗吧？日常生活中因他人一句不友善的話語，導致無法集中精神在眼前的事物上。

接下來以技法演練的場景為例，向大家解說。當對手非常用力地抓住你的手腕，你可能會將全副心思擺在被抓住的手腕，導致全身動彈不得，但稍微冷靜思考，應該會發現沒有被抓住的部位，像是指尖或身體，依然能夠自由活動。換言之，一旦受到「被抓住」的約束，我們往往無法思考，身體也無法隨意活動。心緒狀態紊亂，更容易遭對手緊抓不放。

再將場景轉換至日常生活，一直「掛心某件事」就好比被抓住手腕，當心緒受到一件事的制約，我們容易誤認為「自己什麼事都做不了」，內心因而變得消極負面。這其實是非常可怕的事。

為了不讓自己的心受制於他人，必須保持內心平靜，將「被抓住」的感覺轉換成「讓對手抓住」。如此一來，就算手腕被抓住，也不會因此受到制約，身體才能自由自在地活動。心緒一再因為受到外界刺激而紊亂，是無法真正學會合氣道技法的。勤加訓練內心平靜，才能無論對手動向如何，都從容自在地應對。

這樣的演練不僅適用於道場，也能在日常生活中實踐。活用於日常生活中或許較為困難，但只要身心確實理解，對日常生活將有非常大的助益。我也是每天紮實演練，並且加以實踐於生活中。

心緒受到「辦不到的事」所拘束時，容易覺得自己凡事都做不好。無論身處任何環境中，必定有自己「做得到的事」，為了讓自己的內心積極正向，我們必須進行平靜內心的訓練。

Part

5

生活中的合氣道實踐訣竅

本章將由學習身心統一合氣道的人們
分享自己如何將道場裡的所知所學
有效活用於日常生活中。

意識「小指側」

洗碗也能很優雅

關鍵在於慎重對待每個碗盤。改變姿勢和站立位置，既能減少身體負擔，對身體和碗盤也更加友善。既能減少身體負擔。

我以前不擅長洗碗，總是拖到最後才做，但現在嘗試將意識擺在「小指側」後，馬上感覺到意識穩定落在下腹部，姿勢變得端正（原本身體有些後仰，現在稍微向前擺正了）。姿勢一改變，原有的消極態度也跟著轉變。

不僅如此，將意識擺在小指側時，會感覺氣運行至其他手指指尖，做起事更加小心謹慎，工作完成度提升的同時，動作也看似優雅許多。當我一邊用心感受、一邊舞動雙手時，碗盤就不知不覺間洗好了。

↓意識小指側…P70、P74

刀具鋒利度和切菜技術更上一層樓

菜刀使用方式

輕輕抓握菜刀，想像菜刀是身體的一部分。當氣運行至菜刀時，使用起來更為順手。

相較於過往，現在使用菜刀的感覺更順暢。自從在道場裡演練用劍技法，並且隨時意識「以氣握刀」後，使用菜刀時再也沒有割傷手。

除此之外，過去處理比較硬的食材時，總得使勁吃奶力氣舉刀切剁。但現在將意識擺在「肚臍下的一點」後，不僅覺得刀具變鋒利、料理食材更輕鬆，用力切下帶來的後座力也少了許多。

↓肚臍下的一點…P64、P66
↓意識小指側…P70、P72

維持同樣姿勢也不疲累

長時間久坐椅子

對人類而言，長時間維持同樣的坐姿，其實是不自然的行為。隨時警惕自己，每隔一段時間就站起來動一動。

因為工作的關係，有時必須擔任活動的服務台接待人員。

以前只要維持相同的姿勢三、四個小時，就容易因為疲累而無法繼續保持端正姿勢。現在，改成在坐下前提醒自己先將意識擺在「肚臍下的一點」後，就算長時間久坐且維持相同姿勢，也不再感到疲累不適。

前些日子，從遠處看到我的同事還對我說：「你的姿勢從頭到尾都保持得好端正，像個修行人似的。」

↓肚臍下的一點…P64、P66
↓椅子坐姿篇…P82

確認姿勢

輕鬆跪坐

平時多確認「跪坐姿勢」，無須擔心腳麻而動彈不得。

平時需要跪坐的場合並不多，但突然遇上必須跪坐的情況時，真的會令人傷透腦筋。聽說有人在雙腳發麻的狀態下強行移動雙腿，結果造成腿部骨折。

在法事等場合中，必須長時間跪坐的住持告訴我們：「只要在跪坐前先確認跪坐姿勢，既能長時間跪坐，也比較不會出現腳麻現象。」

這個建議真的幫了我一個大忙，讓我能好好聽完整場法事，如今我已經可以輕鬆跪坐了。

↓肚臍下的一點…P64、P66
↓跪坐姿勢…P84

輕快站起身

被褥拿上拿下不吃力

正因為是每天必做的事，多花費一點心思在身體使用方法上，做起來就能輕鬆不費力。「既然要做，就輕鬆做」。

每天早晚將被褥搬上搬下，其實也是一種壓力。一件一件搬運很花時間，所以會兩件一起搬，但天天這樣搬，不僅疲累，還容易造成身體歪斜，進而誘發腰部和手臂疼痛，嚴重時還得勤跑復健科。

自從前往道場後，我學會先透過全身放鬆運動和踮腳尖，讓身體確實放鬆不用力後再開始做事。這樣既不容易疲累，也更能發揮自己原本擁有的力量。

另一方面，我改將意識擺在小指側，而非拇指和食指。一改往常的身體使用方法，將道場的所知所學全都實踐在壓力的來源——上下搬運被褥。

就這樣，曾經感到沉重的搬運工作變得無比輕鬆，宛如做夢般。我還記得當時備受震撼，想著「實在太厲害了！」，一個人開心到手舞足蹈。

但與其說搬運重物變容易，不如說是身體能夠在不受被褥等重物的影響下輕快站起來。

如今我還能以每天搬運被褥的感覺作為測量方式，藉此評估當天的放鬆程度（身體狀態），搬運被褥對我來說不再是一件苦差事。

雖然這只是生活中的小變化，但隨著每天必做的家事變得簡單不費力，心情也跟著輕鬆愉快起來。

↓踮腳尖…P20
↓全身放鬆運動…P28
↓意識小指側…P70
↓搬運重物…P68

薦骨立起

順暢輕快地騎腳踏車

以不良姿勢騎腳踏車，既無法操控自如、保持平衡，還會浪費多餘的體力而感到疲勞。

新冠肺炎疫情蔓延以來，比起搭乘捷運，有愈來愈多機會改以腳踏車代步。學習「站姿」和「坐姿」後，我便改以薦骨立起的姿勢騎腳踏車，避免整個臀部緊貼於座墊上，不再僅靠單腳的力量踩踏踏板。即便騎腳踏車前往道場，約莫三十分鐘的路程也完全不疲累。

↓踮腳尖…P20
↓全身放鬆運動…P28
↓腳踏車騎乘方式…P88

調整姿勢和呼吸

開車不疲勞、不煩躁

確認姿勢後坐在駕駛座上，輕輕抓握方向盤，長時間開車也不容易疲勞。

演練招式和呼吸法時，需先讓心沉靜於「肚臍下的一點」，重啟身心後再開始練習。老師也指導我們，將這種習慣融入日常生活中。

日常生活慌亂匆忙，經常忘記「肚臍下的一點」，每次練習後開車回家的路上，我都會格外注意，不僅開車時變得更加游刃有餘，感覺視野也變更寬廣。開車時心情不再浮躁，整個人鎮靜且不慌亂，這一點著實令我大吃一驚。感覺手握方向盤時不會疲勞，開車後也不覺得累了。

↓肚臍下的一點⋯P64、P66
↓開車方式⋯P90

平穩搬運重物

順暢輕快地使用手推車

俐落推動手推車，重物也不會掉落。打造最佳手推車使用方法。

要回收大量廢紙時，必須將書本、雜誌、紙箱等廢紙分堆捆綁疊滿整台推車，推到距離公司一百公尺遠的回收場。路程中，因為路面不平造成推車震動，廢紙堆好幾次險些滑落，不得不停下來重新調整。不想廢紙堆掉落一地，就只能放慢前進速度，有種拉鋸戰的感覺。因為走得戰戰兢兢，身體不自覺緊繃僵硬。這時忽然想起老師指導的自然姿勢與視線，我便將雙眼朝行進方向看遠、看廣。當姿勢獲得伸展，推動手推車的雙手自然能感受到廢紙堆與路面的狀態，可以及時視情況調整速度與力道，順暢推動手推車。

↓全身放鬆運動…P28 ↓推動手推車…P96

讓心朝向正前方

步調一致的照護工作

以盡量不造成身體負擔的動作照護他人，讓照護者與被照護者都輕鬆自在。

開始練習合氣道的一個月後，癌末丈夫逐漸行走困難，我突然想起道場裡學過有助於照護工作的「協助他人起身方法」，並不加思索地學以致用。

由於癌痛轉移至下半身，導致丈夫害怕走路時誘發劇烈疼痛，站起身時會不自覺像蝦子般嚴重蜷曲身體。因頭部朝下，無法順利站起來，也難向前走。

我嘗試讓丈夫抬起頭並站直身體，以利將心朝向正前方。接著回想演練中的技法，確認自己的姿勢後，讓自己與對方合而為一，再以同樣的步調順利向前走。當我們確實做到時，丈夫也不禁對合氣道的厲害之處深感驚訝與佩服。

↓全身放鬆運動⋯P28

一鼓作氣釋放力量

書寫工整文字

有機會寫書法的話，請嘗試運用這種握筆方式，讓氣運行至筆尖。在這種狀態書寫，肯定能寫出一手好字。

寫字時緊握鉛筆或原子筆的筆桿，不僅無法自在揮毫，也容易覺得手瘦疲累。務必將意識擺在「小指側」，然後輕握書寫工具就好。

釋放不必要的力量、減輕疲勞，肯定能夠書寫出一手工整的好字。

握筆方式和握劍方式相同，也難怪古時候的劍豪多半能寫出漂亮又工整的文字。

↓意識小指側…P70
↓提起筆快速書寫…P92

姿勢改變一個人

帥哥的基準

姿勢是心理狀態的表現。多注意儀容姿態，肯定能夠成為更優秀的人。

道場老師告訴我們姿勢是心理狀態的表現，注意儀容的同時，也要多留意自己的姿勢。

有次搭電車時，身邊坐了一個身材高大的帥哥，但他突然歪了個腰，以非常誇張的姿勢蹺起二郎腿。看到的瞬間，實在為他深感遺憾。如果他的姿勢能夠再端正些就完美了……那一刻我再次體認姿勢的重要性，並學會「以他人為借鏡，自我反省並矯正缺點」。

→全身放鬆運動…P28
→椅子坐姿篇…P82

音色隨著身體改變

輕鬆搬運樂器

音色會隨著姿勢而有驚人的改變，演奏聲音也是心理狀態的一種表現。

我是一名手風琴（十五公斤）演奏家，平時就對身體使用方法很感興趣，因此開始接觸身心統一合氣道。

剛接觸沒多久，我就發現自己得了五十肩，但練習三個月左右後，肩膀便不再疼痛，身體也變得筆直起來，這時才驚覺原來自己的身體長期歪一邊。

由於身體歪斜，導致腰部承載重荷、腳背疼痛，如今才真正體會全身自在活動的感受。不僅腰部不再疼痛，也更能輕盈地活動身體。

過去搬運樂器是件苦差事，但現在輕鬆許多，即便帶著樂器上下階梯也不會氣喘吁吁。

至於精神層面上，令我感到最開心的莫過於站在舞台上時不再異常緊張，更能將「平時的自己」完全展現出來。

我深刻體認到，作為一名演奏家，不只要專注於彈奏樂器，留意日常動作也非常重要。

現在的我還處於必須時時提醒自己多加意識的階段，所以有時做得到、有時做不到。期許自己往後持續練習並時刻留意，最後習慣成自然，達到不用特別意識也能做到的程度。

↓踮腳尖……P20
↓全身放鬆運動……P28
↓搬運重物……P68

釋放無謂的力量

進入深層睡眠

睡眠中經常不自覺用力時，先透過全身放鬆運動免除多餘的力量，再鑽進被窩裡安然入睡。

我在二十多歲的時候，曾經歷過俗稱的「鬼壓床」（正式名稱為睡眠癱瘓）。這是一種劇烈運動後常出現的現象，雖然明知鬼壓床常發生於「神智清晰，但身體極度疲勞的時候」，但這種經驗著實令人不舒服。

進行全身放鬆運動一陣子後，這個問題便迎刃而解了，但還是難免有幾次因不自覺用力而從睡夢中醒來的情況。仰睡時，容易頭部過度用力，變成「身體反折姿勢」。每當遇到這種情況，我必定先起身做個全身放鬆運動和氣的呼吸法，再鑽入被窩裡。這麼做有助於增加一覺到天亮的天數。

↓全身放鬆運動…P28　↓氣的呼吸法…P108

認同對方的存在

以心朝向對方打招呼

平衡穩定的姿勢比較不容易造成身體負擔，輕鬆且不費力的動作看起來更加優雅。

接觸合氣道之前，我習慣彎腰行禮，但自從學會「肚臍下的一點」後，我會稍微放鬆膝蓋再行禮，朋友還稱讚我的行禮姿勢非常優雅。於是我自此改以這種方式行禮，即便只是簡單的行禮，平衡穩定的姿勢也占有一席重要地位。

另一方面，在伸直膝蓋的狀態下彎腰並傾斜上半身，只是一種形式上的行禮，並沒有真正將心朝向對方打招呼。我在道場裡學會將心百分之百地朝向目標後再使用身體，並且嘗試運用在日常生活中的行禮打招呼上，從中了解到為了讓對方也能用心面對自己，一個簡短的「行禮打招呼」動作有多麼重要。

↓肚臍下的一點⋯P64、P66

鎮靜高亢的意識

感受隨之改變

四周的噪音不可能完全消失，想讓身心免受壓力之苦，唯有讓心沉靜，以改變自身的「感受」。

我以前凡事都會過度反應，一操心起來就沒完沒了，連自己也束手無策，但現在已經找到解決對策了。

舉例來說，烏鴉清晨翻找垃圾時發出的叫聲、鄰近工地一整天發出的機械聲、讀書或工作時身邊的人不斷發出的噪音，我現在都只覺得「有點吵啊」，但絲毫不會放在心上。

不再對聲音過度敏感時，每天的壓力也頓時減輕許多。

↓透過呼吸控制情感…P102
↓氣的呼吸法…P108

比起「辦不到的事」，多做「辦得到的事」

減輕焦躁不安的情緒

勿過度執著於「辦不到的事」，盡全力完成「辦得到的事」，這就是「生活合氣道」。

自從在道場學會「從動得了的部位開始活動」後，工作變得更輕鬆自在了。

在這之前，我常因為過度在意顧客和下屬等「自己無法直接掌控的部分」，而感到焦躁不安。內心受到「辦不到」的束縛，導致沒有多餘的心力擺在「辦得到」的事情上。

即便有些事進展得不如預期，依然有許多力所能及的事。透過將目標擺在這些「辦得到」的事情上，焦躁不安的情緒會頓時減輕許多。藉由「改變自己」，讓自己向前跨出一步。

↓全身放鬆運動…P28

決定事情的先後順序

發生突發狀況也不會驚慌失措

「靜下心」按照先後順序處理事情。即便一整天的預定行程繁多，也都能冷靜處理。

以前的我總覺得時間不夠用，必須處理的事情太多，容易感到煩躁，並且時常怪罪家人把自己的心情搞得烏煙瘴氣，不擅長自我調適。每當必須同時處理好幾件事而感到繁忙時，往往不知道應該先將心思擺在哪裡才好。

我學習身心統一合氣道至今已邁入第四年，現在已懂得先保持鎮靜，確認自己的內心狀態，決定好事情的先後順序，將能夠輕鬆完成的事擺在最後處理。學會如何輕鬆享受每一天的生活後，日子過得不再焦急，也不再像無頭蒼蠅般四處打轉。

↓全身放鬆運動…P28

當務之急是先「整頓」

然後採取行動

養成先整頓再行動的習慣後，更能確實發揮自己的所有力量。

自從接觸合氣道之後，我養成將「整頓」隨時擺在心上，養成「先整理再行動」的習慣。

腦中的煩惱不停打轉，遲遲看不到出口的時候，我會先試著打掃凌亂的房間、端正自己的姿勢、將鞋子整齊地排在門口。這些都是看書就知道的辦法，但實際操作後，才有真正理解的感覺。

↓全身放鬆運動…P28
↓氣的呼吸法…P108
↓練習平穩的深呼吸…P118

掌握心的狀態

消除焦躁不安的情緒

想著「不要這樣做」、壓抑自己的心，反而會心亂如麻，關鍵在於切割自己無法控制的事物。

人生半百後，無可奈何的焦躁感莫名來襲。其實正是迎來了所謂的更年期。

我對「更年期」這幾個字很反感，再加上更年期症狀因人而異，完全不懂「為什麼會焦躁不安？」、「其他人遇到更年期又是如何？」。

尤其待在家裡的時候更容易感到煩躁，丈夫做事與不做事都讓我焦躁不安。

我討厭這樣的自己，但這種狀態不斷反覆，而且無論做什麼都沒有實質效果。

幫我解決這個問題的，是平常在道場裡學到的「掌握自己的心理狀態」。老師告訴我們愈壓抑自己的內心，愈容易心亂如麻。覺得煩躁時，命令自己「不要焦躁不安」是最糟糕的解決方式。

平時應該多藉由「氣的測試」確認內心鎮靜（良好狀態）與內心紊亂（不良狀態）之間的差別，掌握「現在的自己處於何種狀態」。

不需要強行壓抑焦躁不安的情緒，只需要正確認識焦躁不安中的自己，焦躁的情緒自然會慢慢緩和下來。

此外，多數人感到煩躁時，容易將責任歸咎於他人，但其實應該想著「這一切全是荷爾蒙失衡造成的」，盡量將不可控的原因切割乾淨。

焦躁不安的情緒不專屬於我這個年紀的女性，青春期的少年少女、剛生產完的女性或上了年紀的男女，都可能面臨這個問題。

我認為掌握自己的內心狀態，並且捨棄束手無策之事，是不錯的解決方法。

↓氣的測試…P58

消除氣滯

保有自我

感到氣滯時，先遠離那個地方，然後尋找自己感興趣的事。

首次接觸身心統一合氣道，是小孩拒絕上學時，為了發洩負能量，我和孩子一起前往道場。雖然小孩沒多久就放棄了，但時至今日仍是我們的溝通橋梁。

小孩拒絕上學的那段期間，除了他的內心，我的心也滿溢各種情緒。這種情況應該就是所謂的氣滯吧！氣滯的時候，我經常透過散步來重新轉換心情，但自從接觸合氣道之後，我明顯感受到散步所沒有的通體舒暢感，所以常常一回神，我已經邁步走向道場。練習後的閒聊也間接療癒我的內心，因此我樂於持續練習合氣道，孩子對此也相當開心。這些都是驅使我持續下去的動力。

↓全身放鬆運動…P28

排出悶氣

不用蠻力對待難應付的人

有時候光看到對方，全身就不自覺用力。訓練自己在排出悶氣的狀態下面對他人，慢慢地可以從正面與對方進行交流。

父親是個經常咆哮的人。自從在道場學到與他人對峙時不要受牽制與影響後，每當父親大發雷霆，我就嘗試回想種種演練並保持冷靜。

我開始訓練自己先將悶氣排出後再面對他人，不再單純想逃避可怕的父親，而是積極「試圖理解對方的心情」。有一天，我花了一整個晚上傾聽父親的想法，澈底消除了心中對父親的積怨。

雖然父親已經過世，但這一切全成了美好的回憶。我也因此深切感受到先排出悶氣，再與他人面對面交流的重要性。

↓全身放鬆運動…P28

一起同步活動

依親友間的互動方式隨機應變

親密關係中難免產生「希望對方體諒自己」的依賴心態，但基本上仍應秉持「理解並尊重對方」的態度。

在道場演練「用力推動使勁站立的對手」時，任憑我再怎麼用力，就是無法推動「試圖不為所動」的對方，兩人之間只存在互相碰撞，令人十分疲累。當我試著改以「一起同步行動」取代「推動對方」後，竟然可以毫無阻力地移動對方，碰撞感奇蹟似地消失了。沒想到心境改變竟能帶來如此大的變化。

在那之後，我突發奇想地將道場上的演練原理實踐在與人的相處上，尤其是我與女兒之間的相處。我以前只看到自己的忙碌與辛苦，面對女兒時常覺得「我已經忙成這樣、為妳做了這麼多事，為什麼妳還是不聽話？」，而感到焦躁不安。

仔細想想，我或許不是真心為女兒著想，只是單純想要她照自己的意志行動。於是我開始傾聽女兒說話，無論好事或壞事，努力扮演聆聽者的角色。縱使心中有想法，也絕對不強迫她。試著設身處地地著想，不給予任何建議、單純聆聽，包容並接納她的所有喜怒哀樂。

不知不覺間，我們開始會互相訴說每天發生的事、自己的心情與煩惱，閒聊的話題也變多了。我自然而然地聊起工作上的事，女兒也願意多說些學校、朋友和煩惱的事。

聊天時間增加的同時，感覺親子間的羈絆變得比以前更緊密了。

這對我來說是非常大的改變，由衷認為這是學習合氣道以來最棒的收穫。

↓全身放鬆運動…P28
↓理解對方的過程…P100

了解並接納對方

解決困難的談判

「排出悶氣」、「理解對方」再「毫不猶豫地執行」，這些都是重要的環節。

最近工作上常有重要的商務談判，但有時遲遲無法得到對方的允諾和認同。這段期間，我深切感受到身心統一合氣道主張的五原則有多重要。其中提到要「了解對方的心思」、「尊重對方的氣場」和「站在對方的立場」，我因此了解到如果執意堅持自己的想法，反而會因為與對方硬碰硬，而無法妥善解決。

應該先全心全意地傾聽對方的訴求，專心接收後再表達自己的想法。以這樣的態度進行談判，自然能避免與對方發生衝突，並且找出最佳的解決對策。

↓全身放鬆運動…P28

學習受身技法

為突發事件做好準備

演練中學習受身技法，即便出現突發狀況向後方傾倒，也能保護重要的頭部不受撞擊。

我本身任職於托兒所，有次追著一個滿場亂跑的兩歲小孩，在快要追到時腳突然一滑。我迅速抱住孩子，向前滑的同時屈起單側腳並使出後受身技法。多虧如此，我和小孩都沒有受傷。要是一般人，可能已經撞傷腰了。

演練中老師告訴我們：「向前倒時通常會下意識伸出手，向後倒時則不會。為了避免向後倒時受傷，必須每天勤加訓練。」以前我不擅長受身技法，沒想到情急之下就順勢辦到了，相當不可思議。原來平時的訓練已讓身體習慣成自然，實在讓我感觸很深，體認到演練中的每個動作都對日常生活很有幫助。

↓全身放鬆運動…P28

確認外向意識

大方在眾人面前高歌

內心狀態無法同時存在外向與內向。先確認外向狀態，凡事就能進展順利。

青少年時期的我是個非常容易緊張的人，卻擔任了樂團的主唱。現場演唱時，經常緊張到全身僵硬、無法自由擺動，聲音也因為呼吸紊亂而無法發揮平常的水準。

回想當時緊張的原因，主要是因為一心想著「所有人都盯著我看」，以及「失敗的話怎麼辦」。

在演練中，我親身體驗了「被盯著看」與「盯著看」之間的差異。「被盯著看」時，心緒會朝向自己，意識變得高亢，內心不斷想著「對方正看著我」、「我正在被盯著」、「好可怕」、「怎麼辦」等，身體因為緊張而不自覺地開始用力，導致一舉一動受到對方的牽制與影響。

相較之下，「盯著看」的時候，心緒會一如往常地處於外向狀態，意識也固定於「肚臍下的一點」。因為不受制於對方的氣，便能清楚看到對方逐漸靠近的一舉一動，並用友善的態度接納對方，臉上的表情也會變得親切柔和。

如今回想過去，我在現場演唱時，總是想著「唱錯歌詞怎麼辦」、「搞砸的話怎麼辦」、「無法炒熱現場氣氛怎麼辦」，只考慮到自己，才感到緊張不安。

當時的我，心緒完全處於內向狀態。

但現在的我，或許可以做到帶著「想和大家一同享受」的心情，解放多餘的力氣，輕鬆愉快地進行一場最完美的演出。

↓全身放鬆運動…P28
↓肚臍下的一點…P64、P66
↓練習平穩的深呼吸…P118

感受天地自然

擺脫焦慮感

生命的存在絕非孤單無援，正因為與天地自然有所連結，才得以生存。

對生活和未來隱約感到焦慮時，利用「氣的呼吸法」讓呼吸趨於平穩。當「身心與天地合而為一」時，焦慮就會瞬間一掃而空。

我們總在不知不覺間遺忘自己與天地自然間的連結，進而誤以為自己是最孤獨的存在。

↓氣的呼吸法…P108
↓練習平穩的深呼吸…P118

Part 6

生活合氣道
帶來的影響

將合氣道中的「姿勢」與「呼吸」

帶入日常生活中，

深刻體驗每一天產生的變化。

改變日常生活的生活合氣道

⋯⋯▶自在活動心靈與身體

某天，電視節目總監對我說：「希望藉由合氣道的力量，協助因新冠肺炎疫情的影響而日漸失和的一家人。」對我來說，這真是突如其來的委託呀。

以「生活合氣道」為主要訴求的身心統一合氣道，的確非常注重能夠運用於日常生活中的演練技法，但我並不認為能夠那麼順利地解決這個問題。

四年前我曾參與《朝一》節目製作群推出的合氣道直播特集節目，當時確實受到大批觀眾的熱烈迴響。基於這個緣故，總監深信這一次我們也同樣有能力可以解決問題。在總監熱情的請託下，再加上我認為合氣道真的能夠幫上一點忙，於是我決定接下這個任務。

製作這個節目的時候，正好碰上新冠肺炎疫情擴大蔓延，室內室外都有諸多限制，因此整個拍攝過程格外困難。

由於事前完全沒有聽說「希望拍攝真實的變化，而非單純敘述故事」等相關資訊，所以直到拍攝當天，我才在外景地初次見到尚子女士一家人。妻子尚子女士、丈夫信隆先生和他們的女兒一起前來道場體驗。

實際上，我只有兩天的時間可以直接與他們面對面，成敗與否全取決於如何活用這充實的兩天。

他們一家人的關係不到惡劣，但仔細觀察不難發現「尚子女士和女兒」與「信隆先生」之間有著微妙的距離，似乎隔著一道無法以言語描述的牆。但無論如何，我決定先讓他們開始體驗。

首先是站立方式。踮腳尖後慢慢放下腳跟，這個簡單的動作可以讓人在站立時維持平衡，而且不會帶給身體任何負擔。為了避免疫情擴散，我無法直接用手矯正他們的姿勢，只能請他們互相確認與調整。

接下來是全身放鬆運動。如果身體無端用力，造成意識高亢，即便已經確認站姿，還是容易失去平衡。必須透過全身放鬆運動來釋放身體力量，並且確認高亢的意識是否慢慢緩和。

最後是平穩呼吸。並非以命令的方式令自己緩緩吐氣，而是體驗讓吐氣主導身體，再緩慢吐氣至趨於平穩。

我告訴他們，感到焦躁不安時，不要強行平息焦躁的情緒，而是要慢慢吐氣。透過拍子木的敲擊聲音進行確認，當呼吸漸漸趨於平穩，耳中聽到的敲擊聲響（感受性）自然會隨之改變。

除此之外，我也讓尚子女士一家人體驗身心統一合氣道的各項演練動作，並且詳細解說每個動作的目的。

節目企劃失敗了？

在操作過程中，家人相處的氣氛逐漸和諧。他們平時多半沒什麼肢體接觸的機會，但透過確認姿勢與體驗各種技法，一家人在肢體接觸的同時，共同完成了一件事。

兩天的時間轉眼間就過去了，但外景拍攝的最後突然發生「一件事」。

尚子女士、信隆先生和總監一起閒話家常時，尚子女士對丈夫說：「當我辛苦、難過的時候，很希望你能多關心我一點。」信隆先生則回道：「我並不是什麼事都不做，我也有心要做。妳覺得辛苦時應該直接告訴我，咖哩這類簡單料理我也會做的！」

這時，我彷彿聽到了「啪嚓」的斷裂聲，心想「不妙！」的瞬間，尚子女士積累已久的情緒頓時崩潰，眼淚像斷了線的珍珠不斷落下。信隆先生見狀，驚訝得不知所措。

這兩天讓尚子女士一家人體驗了各種合氣道演練，但如今顯然企畫失敗了。我轉頭看向總監，發現攝影機早已啟動，所有互動與對話都入鏡了……

察覺跡象並採取因應對策

因為這個突發狀況，我決定多介紹一項原本不在拍攝計畫中的「察覺跡象」方法。我們習慣在對方以語言或態度表現後才採取因應對策，但這樣往往容易錯失良機。以合氣道的演練來比喻，好比「被攻擊了才開始閃躲」，但其實我們只要能在掌握對方的心思動向，在最恰當的時機應對，才能在對方「需要的時候」做出對方「需要的事」。

被攻擊之前先察覺對手的心思動向，便能提前走位並閃躲。

合氣道主張透過「氣」傳達心理狀態，其實也可以說是透過「跡象」。當身體放鬆、釋放多餘的力量時，我們的視野會變得更寬廣，更能事先察覺微小的跡象。家人感到痛苦時，通常會發出「好辛苦！」的無形信號，若我們能及時捕捉這個信號，就可以提前解讀家人的心情。信隆先生因為習慣「對方說了才做」、「以態度表現出來才做」，而忽略了許多來自家人的重要信號。因此，信隆先生的一句「妳覺得辛苦時應該直接告訴我（＝不明講是妳的錯）」，徹底傷了尚子女士的心。

聽到我這麼解說後，信隆先生相當震驚，而尚子女士的表情也頓時柔和下來。

就這樣，為期兩天的道場拍攝工作結束了。

尚子女士一家人的後續發展

徵得尚子女士一家人的同意後，我想在這裡公開尚子女士和信隆先生寫給我的感想。

尚子女士：外景拍攝結束後，電視節目播放前

您好。今年櫻花開得早，天氣暖和宜人，老師過得好嗎？自從外景拍攝以來已經過了半個月，我持續在日常生活中用心實踐藤平老師教導的「沉下氣」和「意識小指側」，深刻感受到過去雙肩的無謂用力，是造成我內心焦躁不安的一大因素。

自從接受藤平老師的指導後，我感到焦躁不安的次數便大幅減輕；丈夫也因為了解了「察覺跡象」的重要性，如今都會自動自發地協助家事。那天過後，一家人每天都過得十分融洽。

丈夫對於藤平老師的教導印象深刻，不僅會前往住家附近的身心統一合氣道道場參觀，也積極參與學習與演練（我也強烈建議他這麼做……）。

他最近還對我說過：「我好像也漸漸感覺得到氣了。」雖然學習之路漫長，但我認為這樣已經很厲害了。

信隆先生：外景拍攝結束後，電視節目播放前

在那之後，我回顧了日常生活，並與家人促膝長談。雖然腦中能夠理解藤平老師教導的內容，但真正加以實踐後，才發現自己還有許多不足的地方。

為了讓合氣道的理念確實地落實於日常生活中，我提議家裡至少應該有一人去學習合氣道，最後決定由最容易調整時程的我代表一家人前往道場學習。

尚子女士：電視節目播出後①

您好。櫻花漸漸飄落，嫩葉逐漸冒出頭，在這乍暖還寒之際，老師過得好嗎？

現在我正坐在電視裡出現過的那張客廳沙發上，而丈夫就在拉門後的房間裡遠距工作。非常不可思議的是，自從外景拍攝接受了藤平老師的指導後，我不再那麼在意丈夫工作的聲音和噪音。為了沉下氣，我試著一天甩手好幾次，有意識地緩緩吐氣，讓上升的氣向下沉。過去因煩躁而不分青紅皂白斥責孩子的情況，自從外景拍攝後至今已不復見，連我自己都感到相當驚訝。

僵硬的雙肩變得輕盈許多，丈夫也不再發出喀啦喀啦的轉脖子聲響。丈夫如今上課的道場老師說，參加初段考試的話，有機會再見到藤平老師，只是不曉得丈夫能否堅持到那個時候……（笑）。聽說這個月在道場附近的體育館有一場合氣道體驗講座，經不起丈夫的一再邀請，我決定陪同一起前往。老實說，在大家對《朝一》節目還記憶猶新的時候前往叨擾，實在有點不好意思。

《朝一》的生活合氣道特集掀起熱烈迴響，真的沒料想到有那麼多人主動與我聯絡。大家都異口同聲說：「現在才知道，原來合氣道能讓我們每天的生活變得如此輕鬆。」我真心認為能在外景拍攝中與藤平老師相識，是我一生中最珍貴的寶物。

尚子女士：電視節目播出後②

丈夫學習身心統一合氣道至今已經半年，這段期間他有相當大的轉變。他深切體認「察覺氣」的重要性，對家人變得更加細心體貼。難以想像曾經誇口說「我一點都不在意別人怎麼看我」的丈夫，竟有如此大的轉變。丈夫過去總把我的話當耳邊風，自從接觸合氣道後，變得願意接納他人的意見。不僅如此，這似乎有助於排解壓力，丈夫心情不好的情況也改善許多，因此家裡總是洋溢著祥和平靜的氛圍。

丈夫能虛心接納藤平老師的指導，一切都要感謝給我們機會的各位，以及當地的道場老師。丈夫說他決定參加今年的升級考試，剛才已經興致勃勃地出門練習去了。

尚子女士：電視節目播出後③

前幾天我參與了線上體驗課程。事隔好長一段時間再次接受藤平老師的指導，真的非常開心，有種再次於《朝一》節目中學習合氣道真髓的感覺。回想當時，真的是一場豪華等級的外景拍攝呢！不過，聽到藤平老師說他在《朝一》現場直播節目中也緊張到不行，讓我感到相當吃驚，因為完全看不出來……

我現在仍持續著平穩呼吸、擺動指尖的習慣。我本就容易不自覺身體用力，動不動就感覺疲勞和肩膀僵硬，但自從外景拍攝後，透過緩慢吐氣、讓身體裡的氣向下沉，這些不適情況減輕了許多。直到現在，我依舊過著將生活融合合氣道的日子。

不費力地消除疲勞與焦躁不安

▼重新審視身體和心靈的使用要領

從尚子女士和信隆先生的來信中，得知生活合氣道對他們有所幫助後，我的心裡著實鬆了一口氣。正因為總監堅持「希望拍攝真實的變化，而非單純敘述故事」，「生活合氣道」才能在節目播出後受到觀眾的熱烈迴響。

順帶一提，雖然節目採用攝影棚直播方式拍攝，但起初是計畫以遠距連線方式拍攝。由於無法將「感覺」傳達給參與演出者，最終才決定改在攝影棚內進行拍攝。很開心確實將「真實」反應傳達給所有觀眾。

據說透過生活合氣道重新審視身體使用要領後，尚子女士現在做起家事變得輕鬆自在，身心也比較不容易疲累。正因為每天都有堆積如山的家事，這些變化確實讓尚子女士獲得實質上的幫助。

另一方面，透過平穩呼吸，尚子女士不再像從前一樣容易焦躁不安，這不僅帶給家人良好的影響，本身的睡眠品質也因此改善許多。

至於信隆先生，他學會了察覺來自家人的信號，並且適時適度主動協助，一番努力也獲得家人的讚賞。聽說他還利用遠距上班的休息時間，前往道場演練合氣道，藉此轉換心情，一家人都樂於看到信隆先生的轉變。

他們的女兒也說致力於生活合氣道本身就是一件很有趣的事，對家人能有如此的改變感到相當驚訝。

尚子女士一家人原本感情和樂融融，但受到新冠肺炎疫情的影響，再加上信隆先生開始在家辦公後，便因為難以保持適當距離，造成家人之間的關係愈來愈緊繃。

實際上還有許多家庭也面臨相同煩惱，因此不少觀眾看到節目後心有戚戚焉。除此之外，一家人相互合作，將生活合氣道的所知所學運用在生活中，並進一步獲得改善也是不爭的事實。

世界上的各種問題，並非單靠生活合氣道就能解決，但透過將本書教導的「身體使用要領」和「心靈使用要領」實踐於日常生活中，肯定有助於解決並改善許多疑難雜症。

正在閱讀本書的你，要不要也試著從現在開始學習生活合氣道呢？

結語

本書以「生活合氣道」為主題，大致區分為「身體使用要領」與「心靈使用要領」兩大類。不建議一次大量學習，而是從自己感興趣且做得到的部分逐一用心實踐，透過這種方式比較容易獲得實質上的效果。

另一方面，針對實際操作生活合氣道的日本學員進行問卷調查後，我們收到許多非常寶貴的真實心聲，但請原諒我們無法全部一一介紹。

新冠肺炎疫情持續擴大蔓延，雖然民眾陸續接種疫苗，但疫情結束的那一天似乎還遙遙無期。焦躁不安、莫名的焦慮帶給我們的日常生活和人際關係非常多的負面影響，正因為如此，誠心希望藉由這本書的內容，能幫助大家一起渡過難關。

希望大家能夠愉快地將合氣道融入日常生活中。

最後由衷感謝大和書房的編輯松岡左知子小姐，在因緣際會下看了《朝一》節目的播出後大力推動，本書才有機會問世。

二〇二二年三月

身心統一合氣道會 會長　藤平信一

關於身心統一合氣道

身心統一合氣道是一種自律、理解對手並進一步引導摔投的武術。目的在於透過演練習得心靈與身體的使用要領，將自身擁有的力量發揮至極限，並反饋貢獻給社會。

身心統一合氣道的主幹——氣的原理（心靈驅動身體），基本的姿勢、動作與呼吸，以及理解並引導對方的原則，是各個不同領域的基礎。因此有不少在教育、經營、商業、運動、藝術等領域最前線的人，熱衷於學習身心統一合氣道。無論男女老少都可以學習，沒有任何限制。

身心統一合氣道的創始人藤平光一擁有合氣道十段的資格，隻身前往海外向全世界推廣合氣道。現在全世界二十四個國家共三萬多人學習身心統一合氣道，已經跨越不同語言、文化和宗教隔閡。不僅如此，已經多達五萬多人習得了身心統一合氣道的地基「氣的原理」。

一般社團法人「身心統一合氣道會」的設立宗旨，是推廣身心統一合氣道，並透過實際行動貢獻於社會。目前日本各地設有道場和教室，透過定期舉辦講座以維持和提升講師素質。另外，也以志工方式派遣講師前往日本全國中小學，透過舉辦體驗講座，教導孩子安全與發育所不可欠缺的要領。

藤平信一

一九七三出生於東京，畢業於東京工業大學生命理工學部。目前為一般社團法人身心統一合氣道會會長。自幼接受父親藤平光一的指導，繼承身心統一合氣道，致力於傳授、推廣身心統一合氣道，目前全世界二十四個國家，有約三萬人學習合氣道。藤平信一不僅擔任慶應義塾大學體育社團合氣道部的指導教師，並以兼任教師的身分於通識課程中教授身心統一合氣道，還將此活用於人才培育上，以經理人、運動教練、藝術家等為對象，舉辦相關講座、辦理企業培訓。二〇一〇年起，受到美國職棒大聯盟洛杉磯道奇隊的邀請，參與培育年輕新星選手，深受選手和教練的信任。也曾參與《朝一》、《あしたも晴れ！人生レシピ》等電視節目的演出。主要作品包含《心と体が自在に使える「気の呼吸」》（Sunmark出版）、《コミュニケーションの原点は「氣」にあり！》、《「氣」の道場》（皆為WANI BOOKS〔PLUS〕新書出版）、《一流の人が学ぶ 氣の力》（講談社）等。

staff
插畫｜新地健郎
設計｜アルビレオ
DTP｜EDITEX

讓身心回歸平衡的姿勢與呼吸調整法

出　　版／楓葉社文化事業有限公司
地　　址／新北市板橋區信義路163巷3號10樓
郵政劃撥／19907596 楓書坊文化出版社
網　　址／www.maplebook.com.tw
電　　話／02-2957-6096
傳　　真／02-2957-6435
作　　者／藤平信一
翻　　譯／龔亭芬
責任編輯／邱凱蓉、王綺
內文排版／謝政龍
校　　對／謝宥融
港澳經銷／泛華發行代理有限公司
定　　價／350元
出版日期／2023年3月

國家圖書館出版品預行編目資料

讓身心回歸平衡的 姿勢與呼吸調整法 / 藤平信一作；龔亭芬譯. -- 初版. -- 新北市：楓葉社文化事業有限公司, 2023.03　面；　公分
ISBN 978-986-370-515-4（平裝）
1. 姿勢 2. 呼吸法 3. 健康法
411.75　　111022488